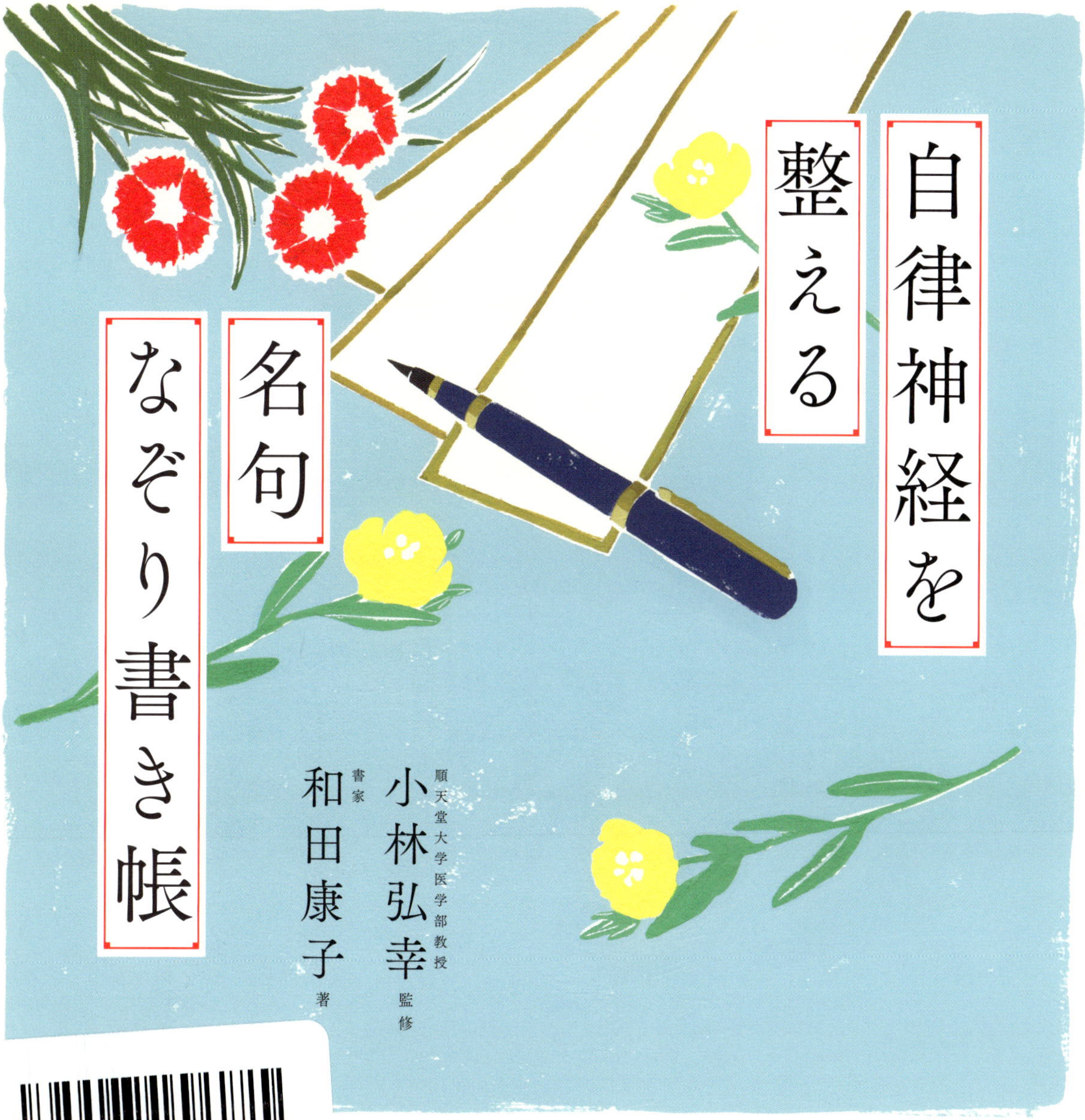

自律神経を整える 名句なぞり書き帳

順天堂大学医学部教授 小林弘幸 監修

書家 和田康子 著

WANIBOOKS

はじめに

私は長年、自律神経の研究に取り組んでいます。自律神経とは、簡単に説明すると、私たちの内臓や血管の機能をコントロールする神経です。私たちのあらゆる生命活動の根幹を支える、非常に重要な役割を担っているのです。

自律神経の乱れからくる不調を抱える方はとても多く、そのことに危機感を抱いた私は、自律神経の安定を図るためのさまざまな手法を考案、提案してきました。

そしてこのほど新たに、非常に効果的なメソッドを発見しました。筆を用いて文字を書くこと、しかも手本となる文字をなぞるだけで自律神経を整える効果があると分かったのです。

私は幼少期に書道をやっていましたが、筆を手に取ると、だれもがどこか懐かしい気持ちになることでしょう。この懐かしいという気持ちは、副交感神経を活性化させるためのひとつの鍵です。

自律神経は、交感神経と副交感神経から構成されますが、交

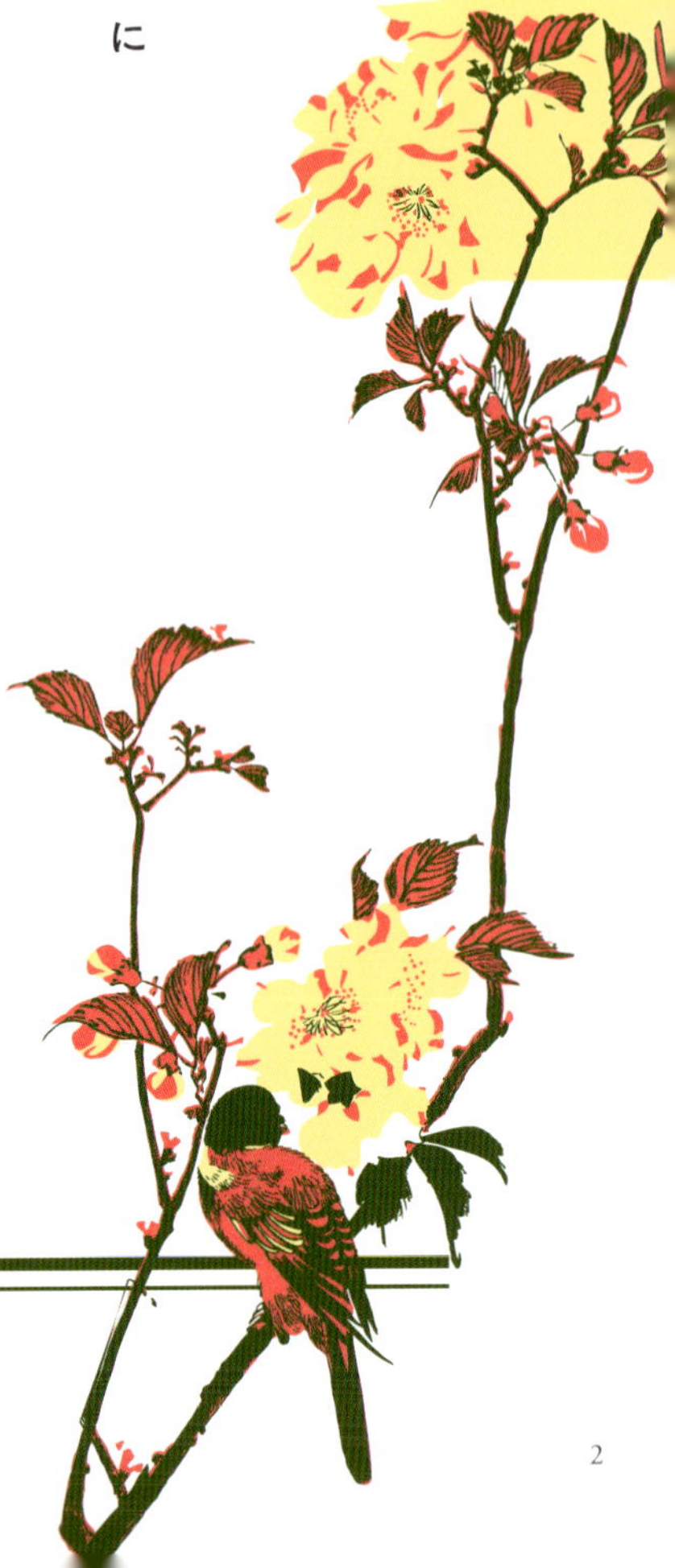

感神経は心身を活発な状態にし、副交感神経は心身をリラックスさせます。現代人の傾向として、交感神経の働きが強くなり過ぎている人が多く、そういった人は、副交感神経の働きを上げる必要があります。

逆に副交感神経が優位になるとやる気が起こらず、うつ症状を引き起こすことがありますが、そのような方にもこのメソッドは有効です。美しい字が書けたとき、満足感を得られるはずです。気持ちが向上することで、弱った交感神経が活発になるためです。

本書では、日々の生活に手軽に取り入れていただくため、筆ペンを使うことを推奨しています。筆と墨を準備しなくとも、十分な効果が得られます。手本文字は、書家の和田康子先生に書いていただき、題材には親しみ深い俳句を選びました。

ぜひ、楽しく取り組んでみてください。そして心と体の健康を手にしていただけることを願っています。

順天堂大学医学部教授
小林弘幸

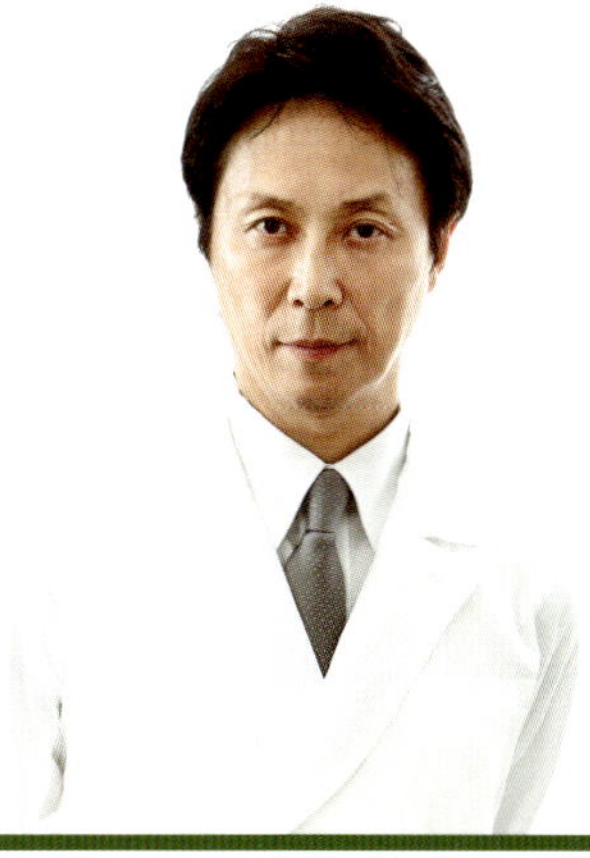

こんな不調とは、もうさようなら！

長引くあの不調や不安の原因は、自律神経の乱れにあるかもしれません。自律神経を整えることで、こんな効果が期待されます。

慢性疲労の回復

自律神経のバランスが整うと血流が良くなり、**栄養素がきちんと全身に行き渡ります。**さらに疲労物質の排出も促され、**体力も気力も充実！**

不眠の解消

交感神経と副交感神経の切り替えのスイッチがうまく働くようになることで、夜になると**睡眠ホルモンの分泌量が増え**、質の良い睡眠が取れるようになります。

ストレス解消

外的ストレスを受けると交感神経が過剰になり、さらにイライラを引き起こすという悪循環に……。**副交感神経が元気になれば、イライラも軽減**します。

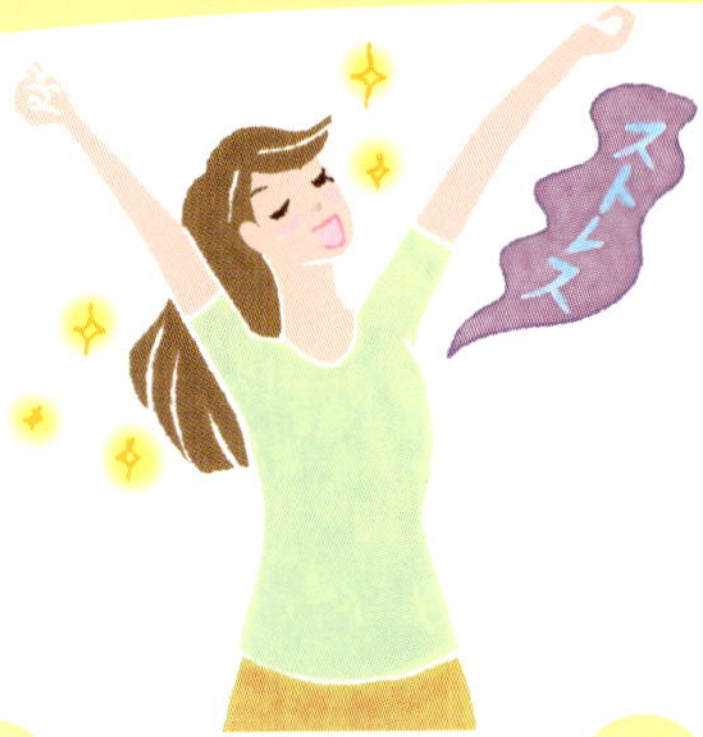

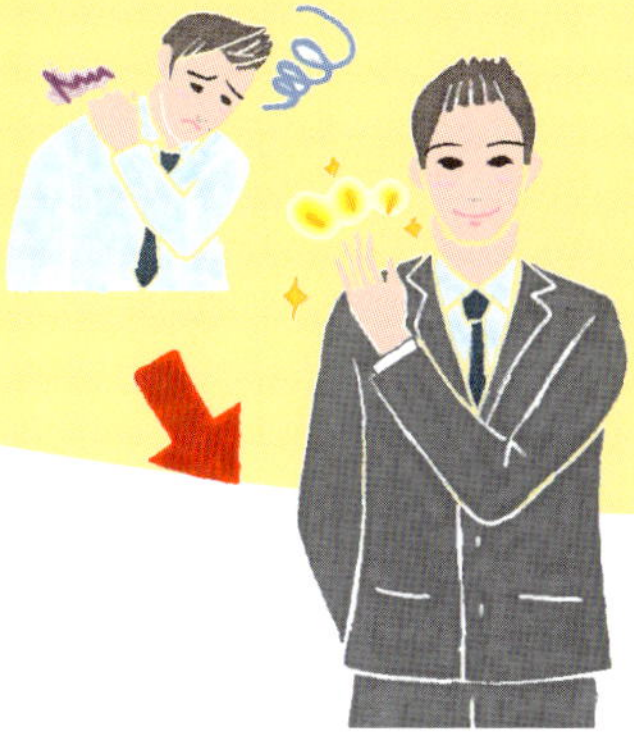

冷え性改善

内臓や筋肉で作られた熱は、血液の流れによって全身に運ばれます。自律神経が整って**血流が良くなれば、体の末端までしっかり熱を運ぶ**ことができます。

免疫力アップ

体の免疫システムを支えているのが白血球。交感神経が過剰になると、白血球も過剰になり、免疫力が落ちてしまいます。免疫力がアップすれば、**病気になりにくく、アレルギーの軽減にも。**

肩こり、頭痛の緩和

肩こりや頭痛の原因のひとつに血行不良が挙げられます。副交感神経が活発になれば**血管が拡張して血の巡りが良くなり、肩こりや頭痛の改善に！**

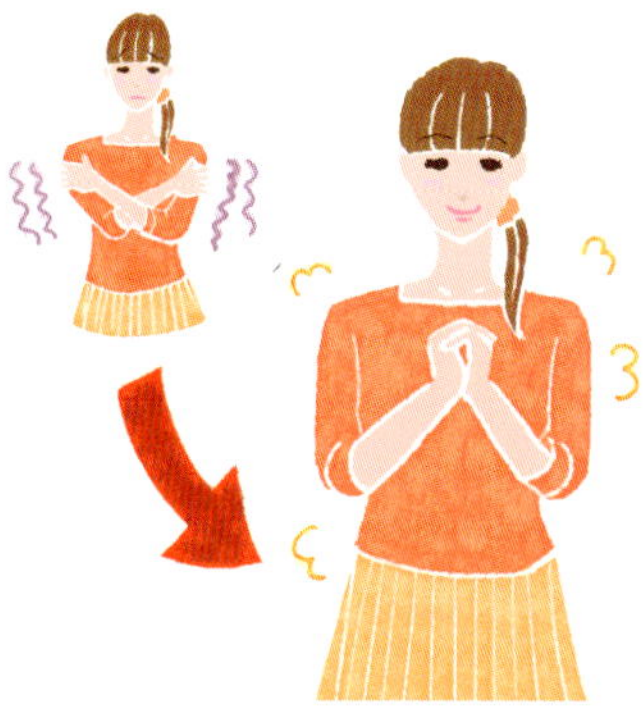

そもそも「自律神経」って何？

自律神経は、私たちの体を整えるコントロールシステム

私たちが自分の意思で手足を動かすことができるのは、運動神経の働きによるものです。一方の自律神経は、私たちの意思とは関係なく、内臓や血管など体のさまざまな機能をコントロールしてくれている神経です。

自律神経は交感神経と副交感神経に分けられ、交感神経は心身を活動的な状態にし、副交感神経は心身をリラックスさせます。**この2つがバランスよく、同じくらい活発に働いているのが理想的な状態です。バランスが乱れると、全身の倦怠感や冷え、不眠、不安感、うつ症状、頭痛や肩こりなど心身の不調をきたしてしまいます。**

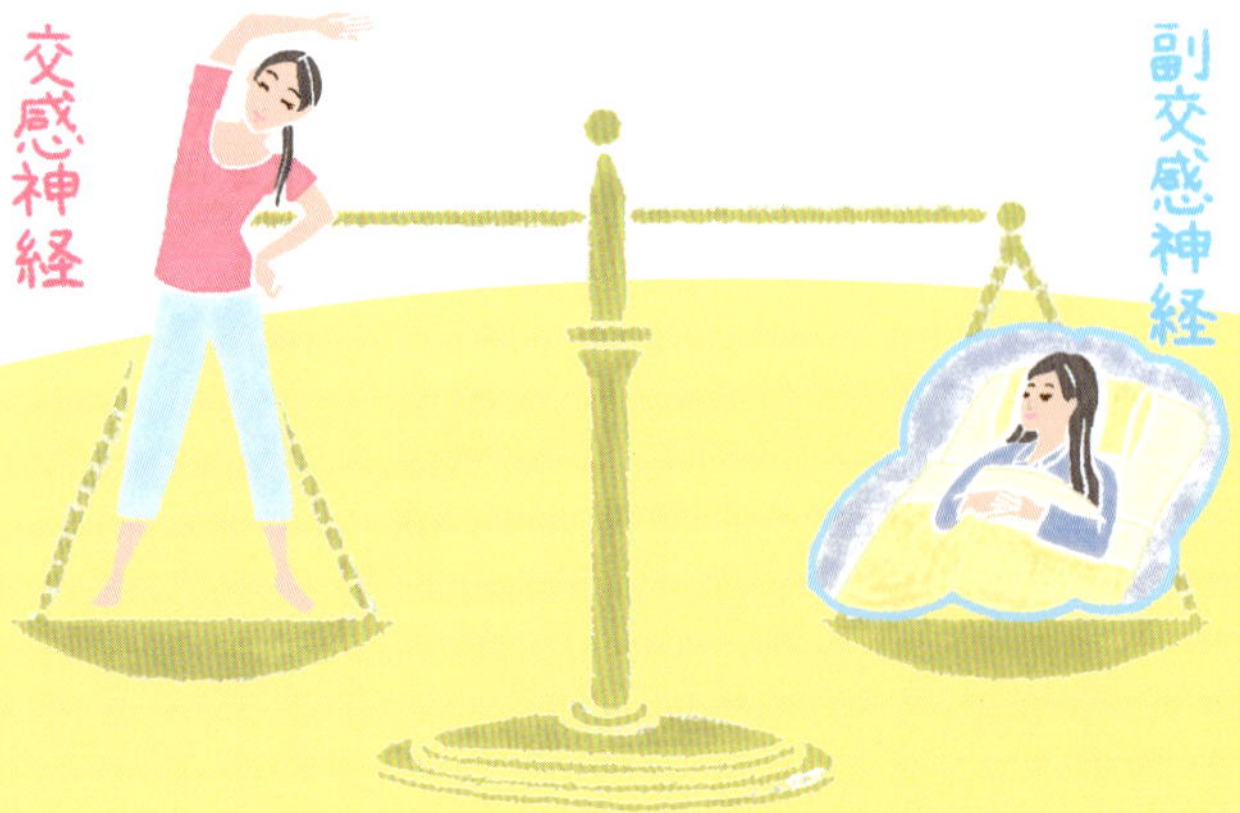

現代のライフスタイルには、自律神経を乱す要因がたくさん！

自律神経のバランスを保つためには、規則正しい生活を送り、精神的ストレスを抱え込まないことが大切です。しかし、人間関係や仕事の悩みによるストレスや不安からは、そう簡単に逃れられるものではありませんよね。夜遅くまでスマートフォンやパソコンの画面を見続けるようなライフスタイルも、交感神経が活性化しっぱなしになる一因です。**私たちは、自律神経のバランスを保つことが難しい環境に置かれていると言えます。**

そこでおすすめしたいのが、本書のメソッドなのです。

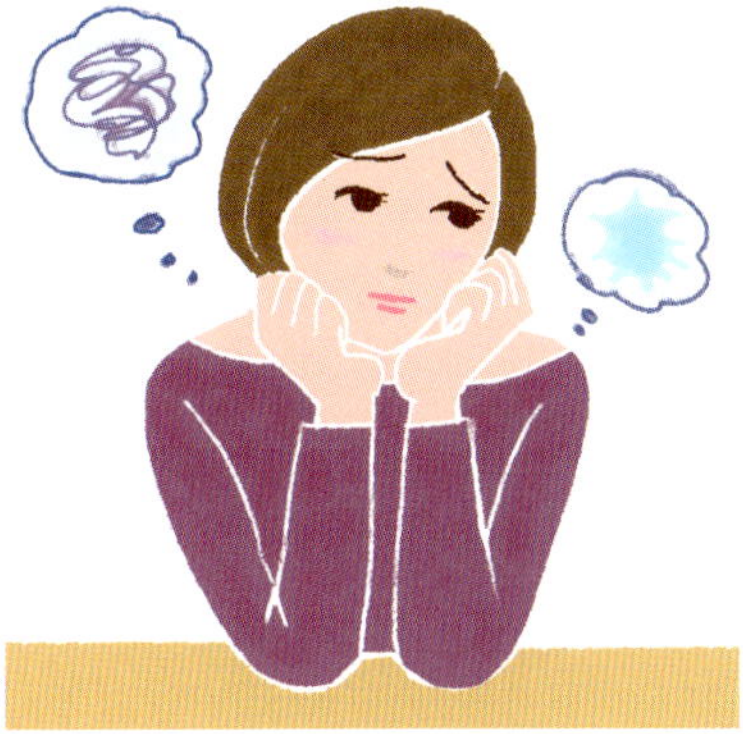

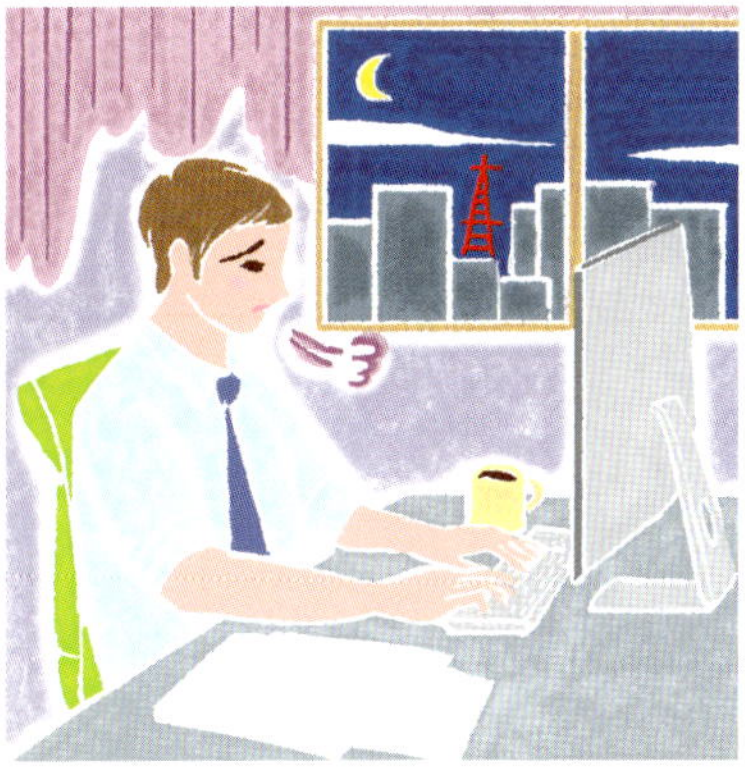

楽しみながら自律神経を整えましょう！

どうして本書のメソッドが効果的なのか、
おすすめしたい根拠は４つあります。

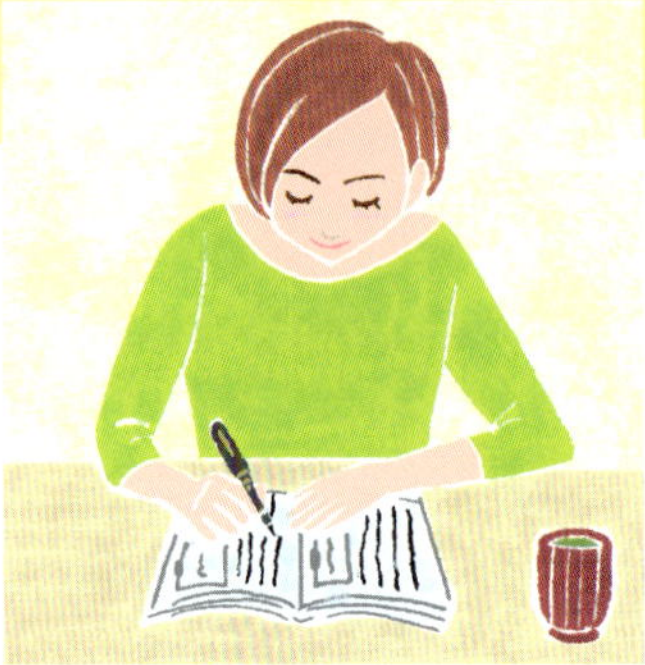

1 懐かしさを呼び起こす、筆の感覚

筆ペンを手に取ると、学校の書道の授業のことや書初めをした体験を思い出すことでしょう。この**「懐かしい」という気持ちは副交感神経を活発にし**、自律神経を安定させます。

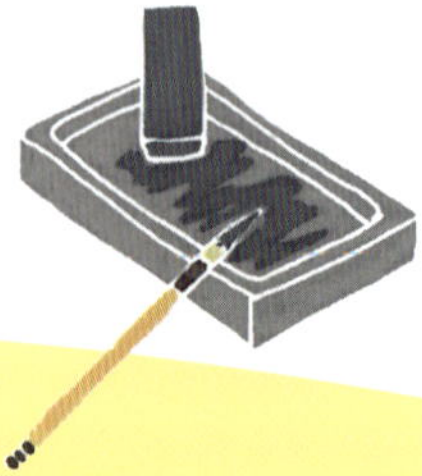

2 呼吸と連動した動作

自律神経と呼吸はとても深い関係にあります。筆ペンで文字を書くとき、微妙な力加減の強弱が必要ですが、この動作に連動して**呼吸も深くなり、次第に整ってくる**はずです。

3 自然と姿勢が良くなる

姿勢の悪い人は、血液の流れが悪くなっている可能性が高いです。筆ペンを持つと**気持ちが引き締まり、自然と背筋も伸びて姿勢が良くなる**と思います。血液の流れが良くなると自律神経も整います。

4 手軽に生活に取り入れられる

必要なものは筆ペン1本だけ。これなら忙しい人でも、**いつでも気軽に取り組むことができます。**お手本の文字をなぞるだけなので、**字が苦手という方でも安心**です。

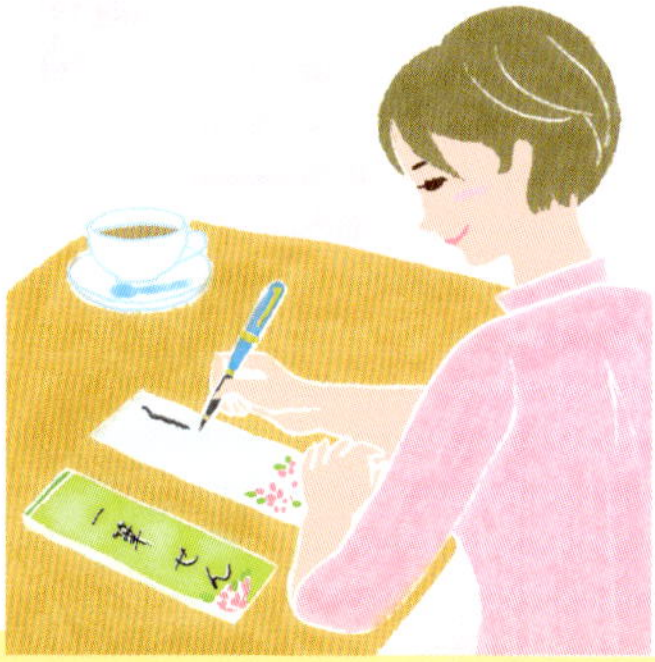

さらにこんなうれしい効果も!!

認知症予防、脳トレに

意識して手を動かすことは脳の活性化に役立ちます。特に文字を書くという行為は、字の形や流れを考えながら手を動かすため、脳が刺激され、認知症予防に高い効果が期待できます。

美しい文字の練習に

お手本の文字をなぞり書きすることで、自分の文字の良くないクセを知ることができます。書き方のポイントも掲載していますので、しっかり理解して書くことで、美しい文字に近づけるでしょう。

本書の構成と使い方

俳句・作者名

取り上げる句と作者名です。春夏秋冬ごとに各10句、新年の句、無季の句で計48句を掲載しています。

なぞり書き

丁寧に、お手本の文字をなぞり書きしましょう。行書で書けるページもあります。

※手本文字は、伝統的な書き文字で書かれています。

※行書とは、点画につながりを持たせて、少しくずして書く漢字の書体です。本書で示した以外の書き方もあります。

書き方のポイント

句の中から1文字（行書では2か所程度）をピックアップし、書き方のポイントを示しています。

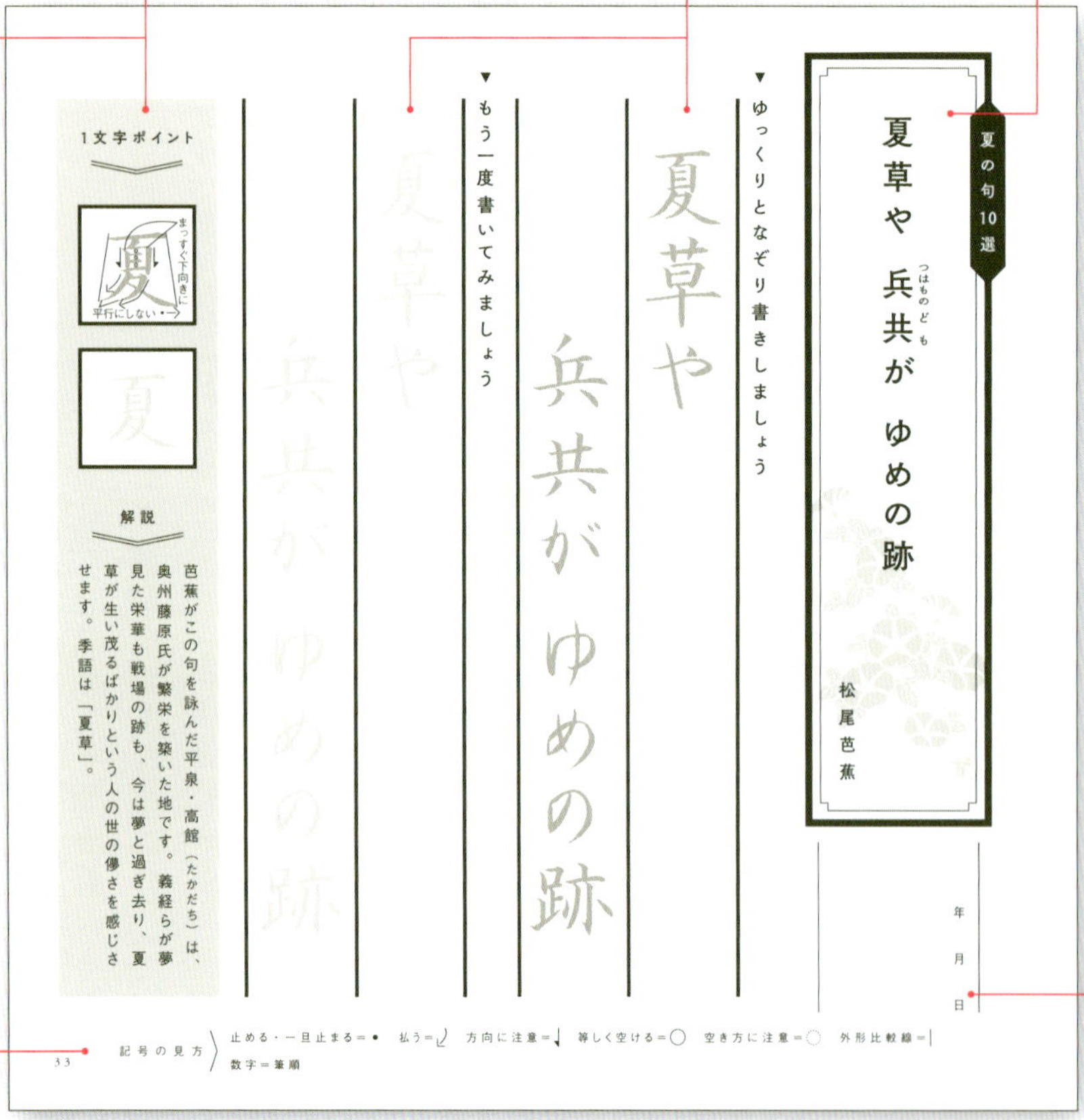

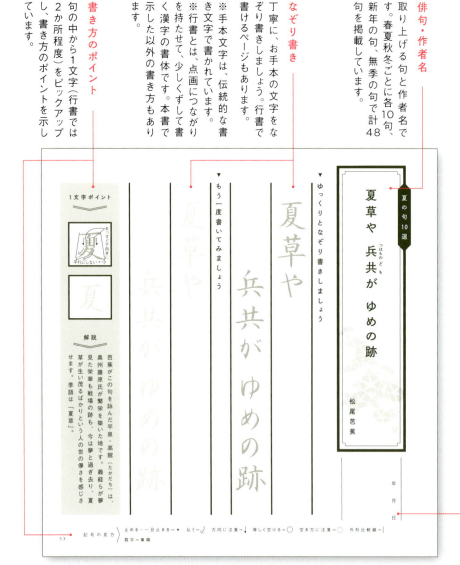

書いた日と自由記入欄

取り組んだ日付を残しておくとよいでしょう。日付の横の欄は、その日の出来事や気分を書き込んでも、なぞり書き前のウォーミングアップに使っても。自由に活用してください。

P74～79

特別付録

季節の挨拶フレーズを書いてみよう

俳句の中に含まれる語句を用いて、季節の挨拶にそのまま使えるフレーズを収録しました。ここで練習して、ぜひ実際の手紙に使用してみてください。

効果を高めるやり方

自由に取り組んでいただいて構いませんが、より効果を高めるためのポイントを5つご紹介します。

1 ゆっくり落ち着いて

呼吸を整えるように意識して、落ち着いて丁寧に書きましょう。書き始める前に深呼吸したり、座ったまま軽くストレッチをしてもよいですね。

2 時間は夕方〜夜がおすすめ

交感神経が優位な状態から副交感神経が優位な状態に切り替わる時間帯、つまり夕方から夜にかけて行うのが効果アップ！

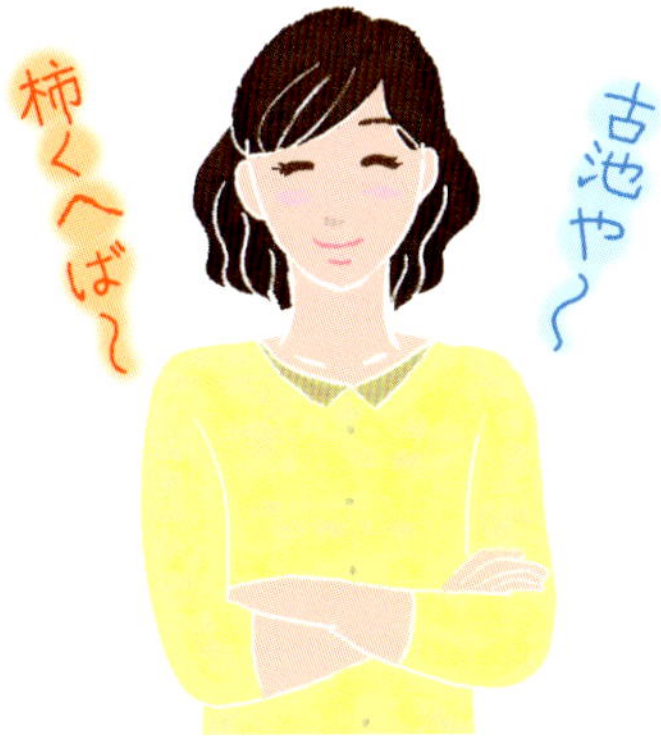

3 好きな句から始めよう

本の始めから順に行ってもいいですし、そのときの気分でピンと来た句から始めても構いません。難しく考えず、楽しむことが大切です！

4 1句だけからでもOK

15〜30分ほど行うことで最も高い効果が期待されますが、忙しくて時間がない方は、まずは1句だけから始めましょう。もちろんたくさん書きたい方は、好きなだけ書いてOKです。

5 姿勢と周囲の環境を整えて

姿勢が整えば、呼吸も文字も整ってくるはず。また、机の上が散らかっているようなら片付けてから行いましょう。

文字を書くということ

和田康子

日本で使われている漢字やひらがな、カタカナなどの文字は、本来、手書きされて発展してきたものですが、近年は「書く」ことよりも「打つ」ことが多くなってきたと感じてしまうのは否めません。文字を手書きする機会が減り、さらには手書きされた文字そのものを目にすることすら少なくなってきましたが、書き文字には、無機質な活字とは違って、書いたその人の息遣いや温かみが生きた線となって現れます。

　なんでも早く行うことが優先的で良いことのように捉えられがちな現代ですが、慌ただしく過ぎていく時間や心をリセットするように、ご自身の指先からペン先に伝わったその筆致を美しい線や形に、一点一画一文字を大切に丁寧に書いてみませんか。

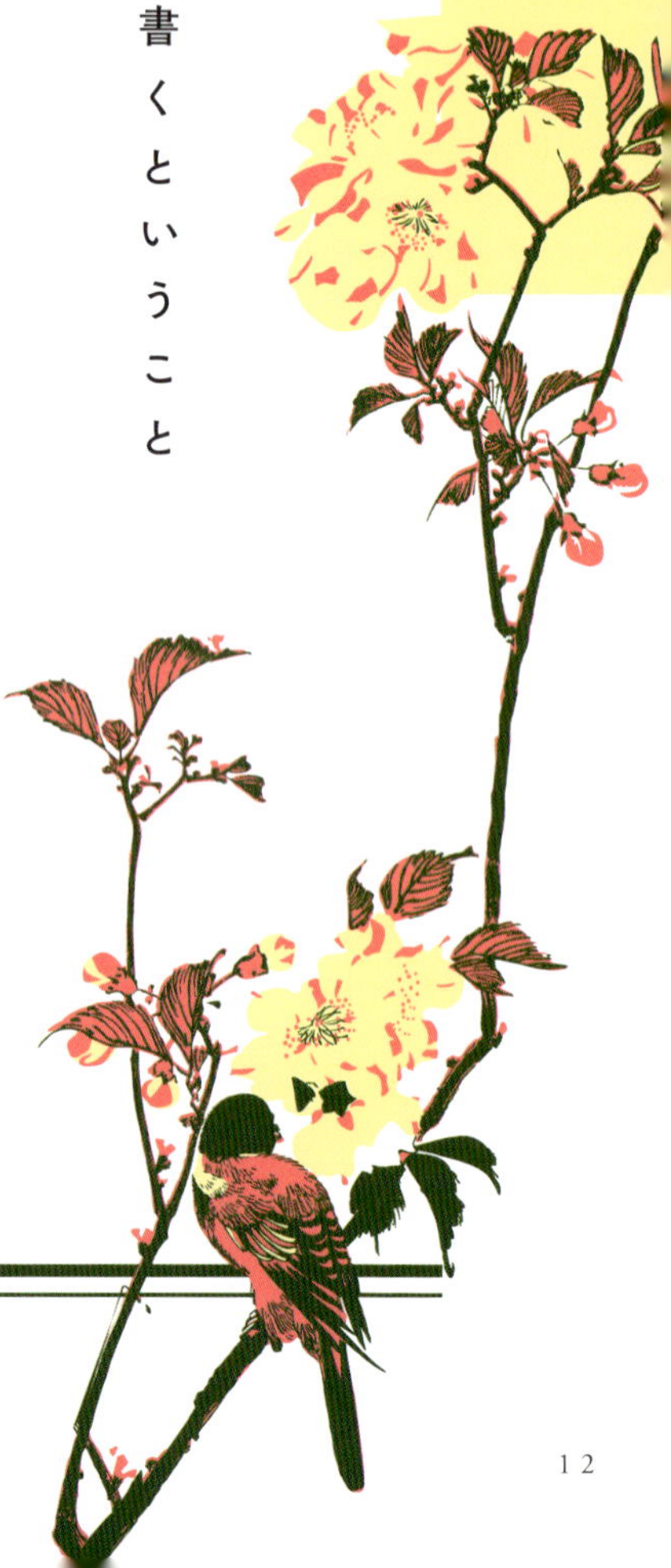

はじめに、筆ペンの使い方のコツを覚えましょう！

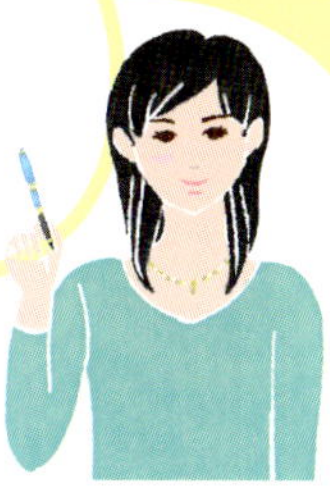

手軽に毛筆のような文字を書くことができる筆ペンですが、初めのうちは扱いが難しいもの。ここでは、筆ペンを使いこなすためのコツを3つお伝えします。

コツ 1 筆ペンの特徴を知る

筆ペンの特徴は、ペン先の弾力。この弾力に慣れることが上達のカギです。弾力を生かして、ペン先に筆圧をかけて抑えたり、緩めて揚げたりしながら抑揚をつけて書きましょう。ペンの運びに遅速をつければ、なおリズミカルに書けます。そうすることで線に強弱が生まれ、メリハリのある美しい文字になりますよ。

コツ 2 自分に合った筆ペンを選ぶ

筆ペンの種類には、毛筆に近い書き心地の「ナイロン人口毛タイプ」、ペン先が硬めの「サインペンタイプ」などがあります。ペン先の弾力に慣れていない人は、サインペンタイプから始めると扱いやすいですよ。

コツ 3 正しい持ち方・姿勢を意識して

下の図のようにペン先から3～4㎝くらいのところを親指、人差し指、中指の3指で持ち、残り2指は軽く添えます。人差し指でペン軸を引き寄せるように動かすとスムーズに書けます。また、書くときの姿勢も大切。背筋は伸ばし、用紙に顔を近づけ過ぎないようにして、リラックスした自然な姿勢を心がけて！　ひじは机の上に乗せると楽に書けます。

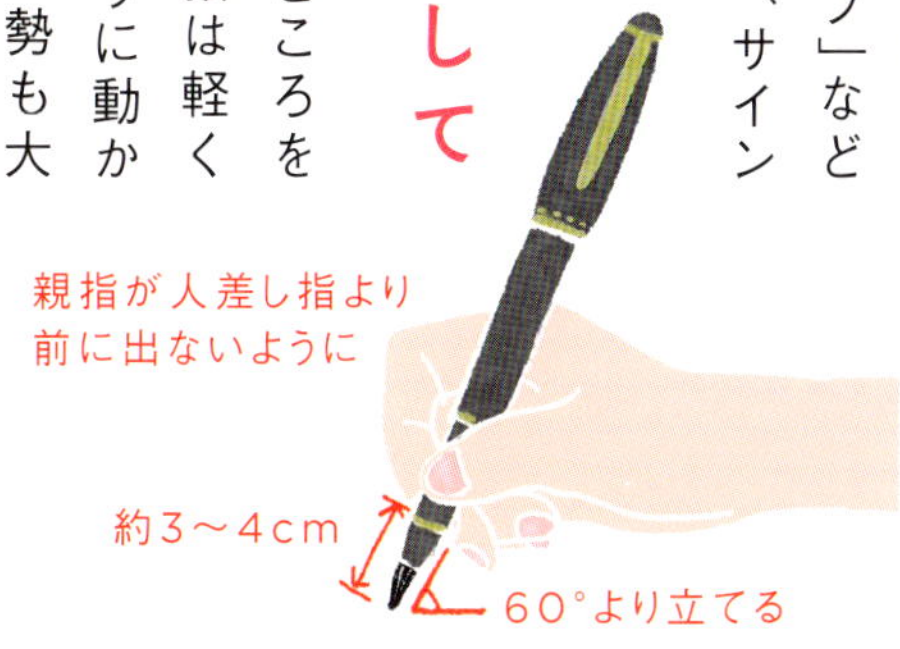
親指が人差し指より
前に出ないように
約3～4cm
60°より立てる

体験者の声

この本で自律神経が整いました！

順天堂大学漢方医学先端臨床センターの山口琢児先生のご指導のもと、30代〜60代の男女10名のモニターの皆様に本書のメソッドを体験していただきました。なぞり書きを行う前と終了直後、終了15分後に自律神経のバランスを測定したところ、**性別、年代問わず良い傾向が見られました。**

　個人差はありますが、**交感神経と副交感神経のバランスが整うとともに、自律神経の全体の活動量がアップ。**さらに、**肉体疲労度が軽減される**という結果が出ました。

　「筆で文字を書く」という行為の**ほどよい緊張感**と書き終えたときの**達成感**、さらに、**自然と姿勢が良くなり**ストレスホルモンが減少したことなどが**非常に高い成果**につながったと考えられます。

グラフの見方

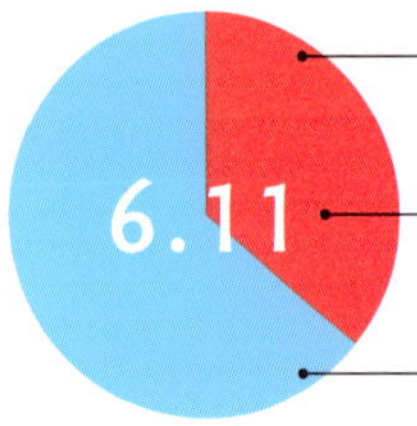

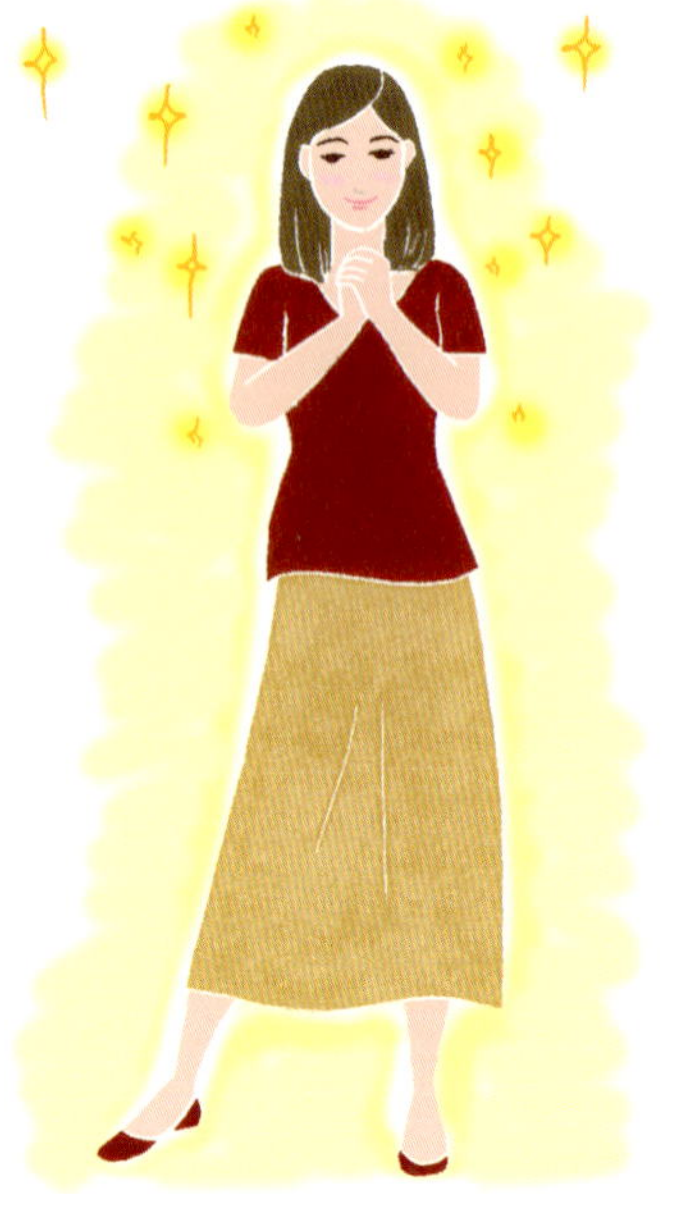

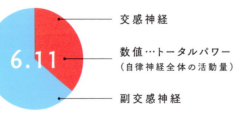

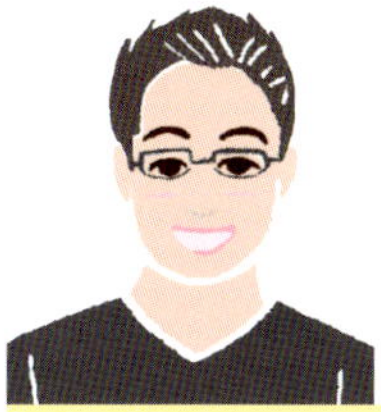

普段は文字を手書きすること自体が少ないですが、楽しくできました。なぞり書きなので簡単で良かったです。

［男性・30代］

結果

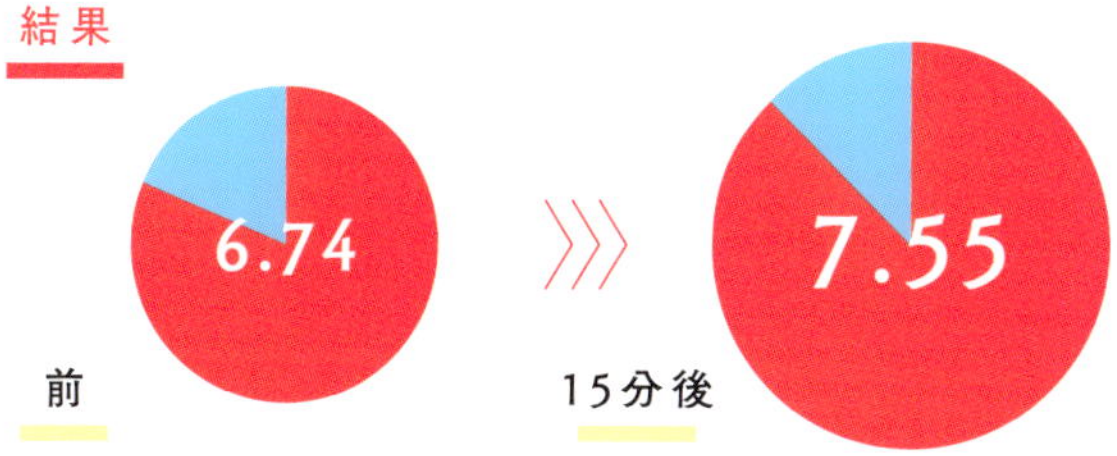

トータルパワーがアップし、肉体的な疲労度も低減していました。終了15分後の測定でも良好な状態が保たれていたのも良いですね。

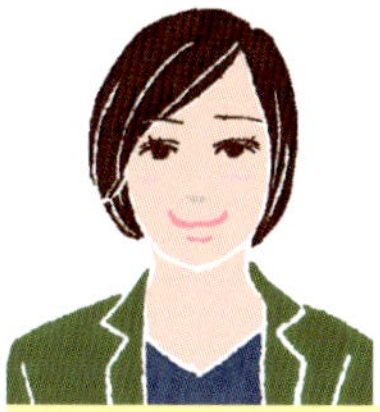

俳句の情景をイメージしながら書いているうちに、心が落ち着き、穏やかな気持ちになりました。

［女性・40代］

結果

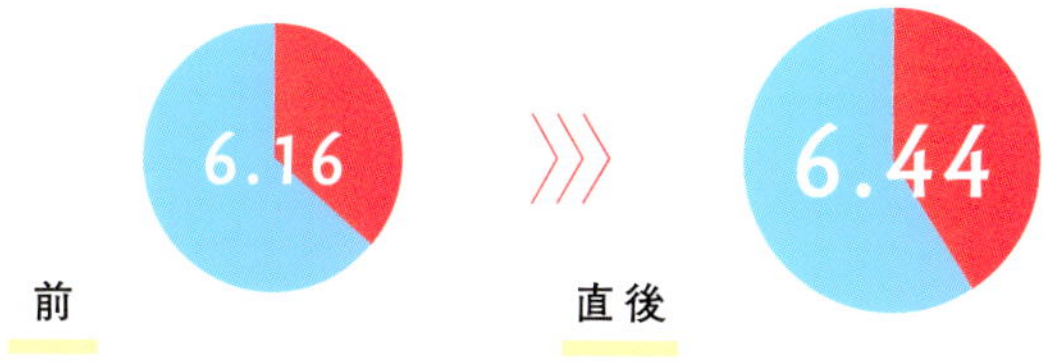

もともと自律神経のバランスは悪くありませんでしたが、より理想的な状態に近づきました。適度な集中と、終了後の開放感が良い効果をもたらしています。

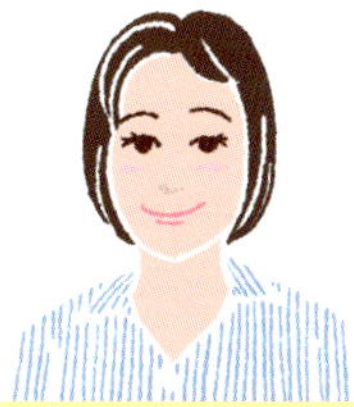

俳句って面白いですね。字を書くことは好きですが、筆ペンはあまり使わないので新鮮でした。これからも続けたいです。

［女性・40代］

結果

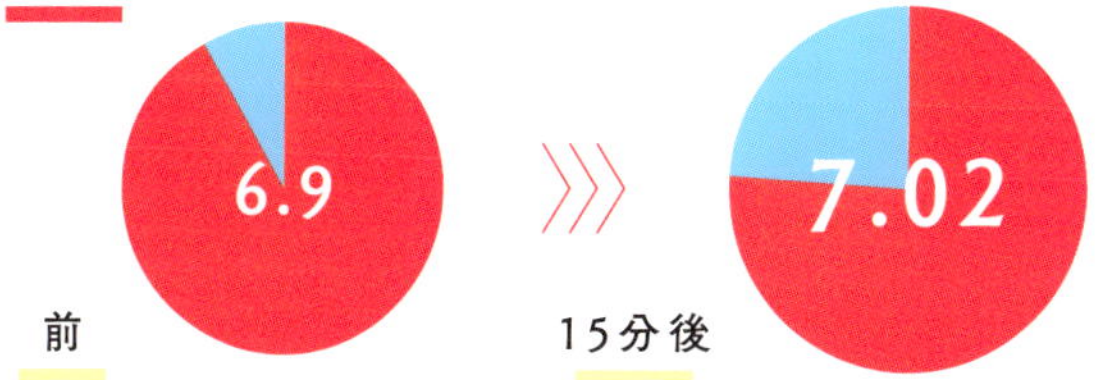

このグラフからはわからないのですが、身体的な疲労度も減少していました。日常的に行うことで、慢性的な疲労の軽減につながるでしょう。

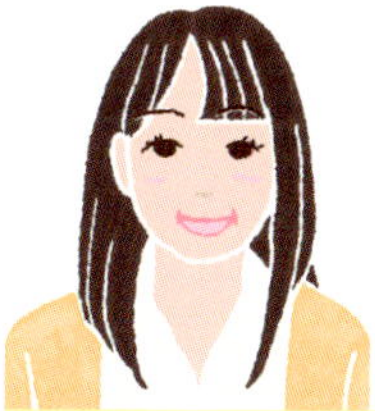

書いている間はとても集中していて、時間が経つのがあっという間でした。ペン習字の勉強にもなっていいですね。

［女性・50代］

結果

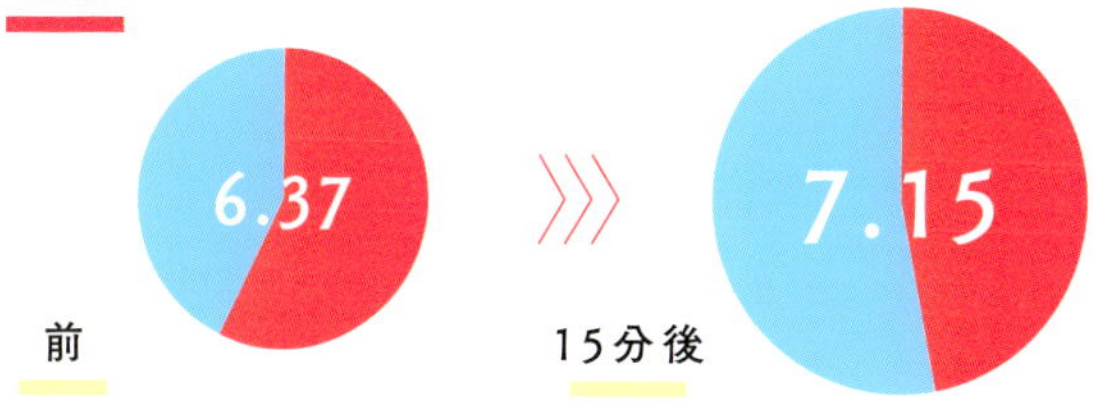

グラフは終了15分後の計測数値です。交感神経と副交感神経のバランスが良くなり、トータルパワーも大きく上昇するという非常に良い結果が出ました。

※トータルパワーは0～12ms^{2}の間で測定されます。40代女性で6.06～8.85、50代女性で5.96～8.85、30代男性で6.16～9.07の範囲に入るほど良い状態です。

自律神経を整える 名句なぞり書き帳

もくじ

参考文献

『新編 日本古典文学全集70・松尾芭蕉集（1）』小学館
『新編 日本古典文学全集72・近世俳句俳文集』小学館
『永井荷風全集 第11巻』永井荷風著、岩波書店
『漱石俳句集』夏目漱石著、岩波書店
『芥川龍之介句集 夕ごころ』芥川龍之介著、ふらんす堂
『漱石全集 第23巻』夏目金之助著、夏目漱石著、岩波書店
『山頭火全集 第1巻』種田山頭火著、春陽堂書店
『石川啄木全集 第1巻』石川啄木著、筑摩書房
『鏡花全集 第27巻』泉鏡花著、岩波書店
『白秋全集 第38巻』北原白秋著、岩波書店
『宮沢賢治全集 第3巻』宮沢賢治著、筑摩書房
『古語林』大修館書店

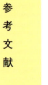

作者別検索

いよいよ次のページから実践スタート。ここでは、作者別に句を検索していただけます。22人の俳人、文豪による作品を味わいながら、自律神経を整え、心も体も健康になりましょう！

芥川龍之介・あくたがわりゅうのすけ（1892〜1927）―― 60
石川啄木・いしかわたくぼく（1886〜1912）―― 27
泉鏡花・いずみきょうか（1873〜1939）―― 47
井原西鶴・いはらさいかく（1642〜1693）―― 30、53
上島鬼貫・うえじまおにつら（1661〜1738）―― 42
加賀千代女・かがのちよじょ（1703〜1775）―― 31
各務支考・かがみしこう（1665〜1731）―― 65
加舎白雄・かやしらお（1738〜1791）―― 26
北原白秋・きたはらはくしゅう（1885〜1942）―― 55
小林一茶・こばやしいっさ（1763〜1827）―― 34、35、44、45、51、58、64
種田山頭火・たねださんとうか（1882〜1940）―― 37、63、69
永井荷風・ながいかふう（1879〜1959）―― 62
夏目漱石・なつめそうせき（1867〜1916）―― 48、61、73
西山宗因・にしやまそういん（1605〜1682）―― 21
服部嵐雪・はっとりらんせつ（1654〜1707）―― 39、57
正岡子規・まさおかしき（1867〜1902）―― 24、25、38、70
松尾芭蕉・まつおばしょう（1644〜1694）―― 18、19、32、33、40、41、52、54、59、66
松永貞徳・まつながていとく（1571〜1653）―― 20
宮沢賢治・みやざわけんじ（1896〜1933）―― 56
向井去来・むかいきょらい（1651〜1704）―― 46、71
山口素堂・やまぐちそどう（1642〜1716）―― 36、68
与謝蕪村・よさぶそん（1716〜1783）―― 22、23、28、29、43、49、50、67、72

春の句10選

古池や 蛙《かはづ》飛《とび》こむ 水のおと

松《まつ》尾《お》芭《ば》蕉《しょう》

年 月 日

▼ゆっくりとなぞり書きしましょう

古池や 蛙飛こむ 水のおと

▼もう一度書いてみましょう

1文字ポイント

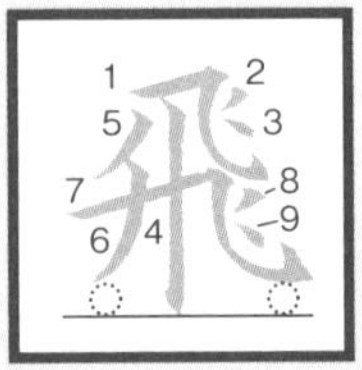

解説

和歌の伝統では、蛙は「鳴く」ものでした。芭蕉はその固定概念をくつがえし、蛙の「飛ぶ」さまと「水の音」を詠みました。幽玄・余情を尊ぶ蕉風俳諧を確立した句とされています。季語は「蛙」。

春の句10選

山路来て 何やらゆかし すみれ草《ぐさ》

松尾芭蕉

年　月　日

▼ゆっくりとなぞり書きしましょう

山路来て 何やらゆかし すみれ草

▼もう一度書いてみましょう

1文字ポイント

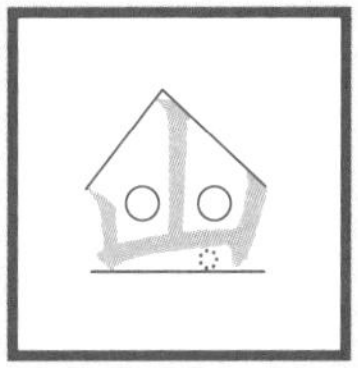

解説

「ゆかし」は、心が惹きつけられること。芭蕉が『野ざらし紀行』の旅の途中、大津から江戸へ至る山路で、ひっそりと咲くすみれに心惹かれて詠んだ句です。季語は「すみれ」。

記号の見方　等しく空ける＝○　空き方に注意＝◌　外形比較線＝｜　数字＝筆順

春の句10選

しをるるは 何かあんずの 花の色

松《まつ》永《なが》貞《てい》徳《とく》

年 月 日

▼ゆっくりとなぞり書きしましょう

しをるるは 何かあんずの 花の色

▼もう一度書いてみましょう

1文字ポイント

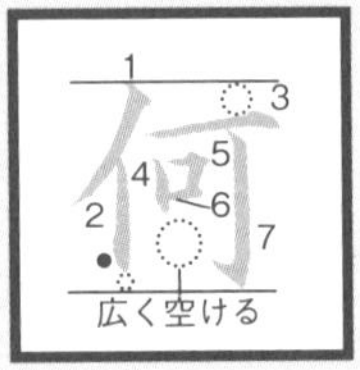

解説

「しをるる」には、「（花が）しおれる」と「（心が）しおれる」の意味が、「あんず」には、「杏子」と「案ず」の意味がかけられています。季語は「あんずの花」。

春の句10選

ながむとて　花にもいたし　くびの骨

西《にし》山《やま》宗《そう》因《いん》

年　月　日

▼ゆっくりとなぞり書きしましょう

ながむとて　花にもいたし　くびの骨

▼もう一度書いてみましょう

1文字ポイント

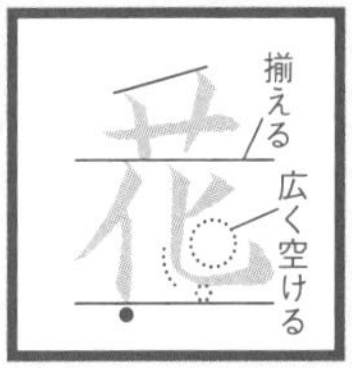

解説

平安末期の歌人・西行（さいぎょう）の歌「ながむとて　花にもいたく　馴れぬれば　散る別れこそ　悲しかりけれ」をもじった句。上を向いて桜を眺めていると、首の骨が痛くなってしまった、という意味。季語の「花」は、桜のこと。

記号の見方　止める・一旦止まる＝●　丸み・反り＝　空き方に注意＝　外形比較線＝|　数字＝筆順

春の海　終日《ひねもす》のたり　のたり哉《かな》

与《よ》謝《さ》蕪《ぶ》村《そん》

年　月　日

▼ゆっくりとなぞり書きしましょう

春の海　終日のたり　のたり哉

▼もう一度書いてみましょう

1文字ポイント

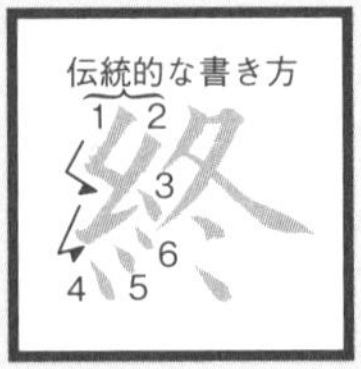

解説

「終日（ひねもす）」は、漢字の通り「一日中」の意味。冬の間の荒波が一転、波がゆるやかにうねっている様子。神戸の須磨海岸で詠まれたという説が有力です。季語は「春の海」。

春の句10選

菜の花や　月は東に　日は西に

与謝蕪村

年　月　日

▼ゆっくりとなぞり書きしましょう

菜の花や　月は東に　日は西に

▼もう一度書いてみましょう

1文字ポイント

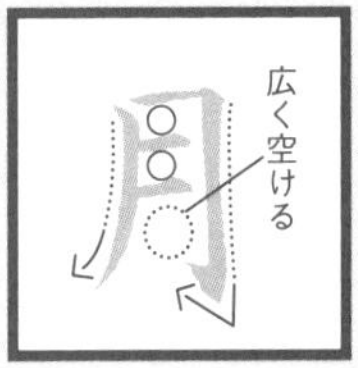

解説

菜の花畑の東の空に月が上るころ、日は西に沈んでいく、という意味。蕪村が神戸・六甲山地の摩耶山（まやさん）を訪れたときに詠んだ句と言われています。季語は「菜の花」。

記号の見方　払う＝　はねる＝　丸み・反り＝　等しく空ける＝　空き方に注意＝　数字＝筆順

春の句10選

野に出《い》でて 写生する春と なりにけり

正《まさ》岡《おか》子《し》規《き》

年　月　日

▼ゆっくりとなぞり書きしましょう

野に出でて 写生する春と
なりにけり

▼もう一度書いてみましょう

1文字ポイント

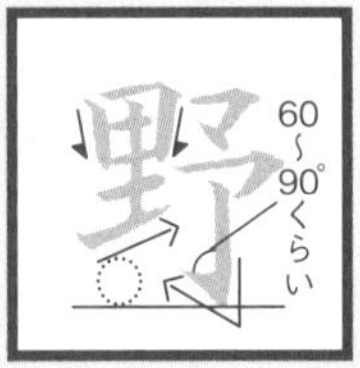

解説

野に出て、写生をするようなあたたかい季節になった、という意味。季語は「春」。子規は、対象をありのままに写しとる洋画の写生の理論を短歌・俳句に取り入れました。

春の句10選

夜桜や 大雪洞《ぼんぼり》の 空うつり

正岡子規

年 月 日

▼ゆっくりとなぞり書きしましょう

夜桜や 大雪洞の 空うつり

▼もう一度書いてみましょう

1文字ポイント

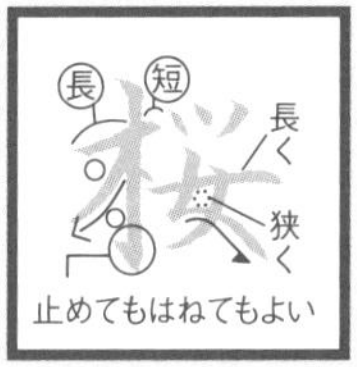

解説

夜桜が雪洞の灯りによって照らし出される、幻想的な光景が目に浮かびます。季語は「夜桜」。

記号の見方 払う＝ はねる＝ 方向に注意＝ 等しく空ける＝ 空き方に注意＝ 外形比較線＝

春の句10選

人恋し 灯《ひ》ともしごろを さくらちる

加《か》舎《や》白《しら》雄《お》

年 月 日

▼ゆっくりとなぞり書きしましょう

人恋し

灯ともしごろを さくらちる

▼もう一度書いてみましょう

1文字ポイント

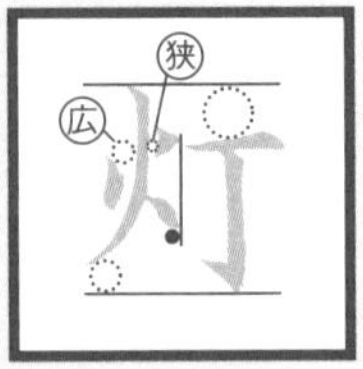

解説

どことなく人恋しい春の夕暮れどき。家々に灯がともるころ、桜の花びらがはらはらと散ってゆく。夕暮れの感傷と桜が散る感傷が重なります。

季語は「さくら」。

春の句10選

白梅《しらうめ》や ひと日《ひ》南《みなみ》を あこがれぬ

石《いし》川《かわ》啄《たく》木《ぼく》

年 月 日

▼ゆっくりとなぞり書きしましょう

白梅や ひと日南を あこがれぬ

▼もう一度書いてみましょう

1文字ポイント

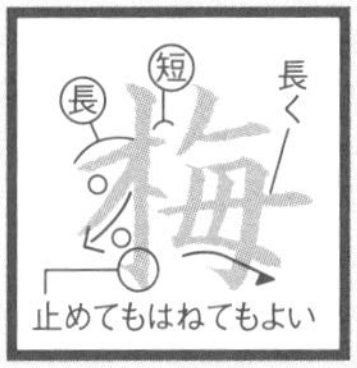

解説

処女歌集『一握の砂』により短歌が有名な啄木ですが、優れた俳句も残しています。これは北国から、南の地の暖かさへの憧憬を詠んだ句。季語は「白梅」。

記号の見方 止める・一旦止まる＝● 払う＝ 方向に注意＝ 等しく空ける＝○ 空き方に注意＝ 外形比較線＝|

夏の句10選

涼しさや　鐘《かね》をはなるる　かねの声

与謝蕪村

年　月　日

▼ゆっくりとなぞり書きしましょう

涼しさや　鐘をはなるる　かねの声

▼もう一度書いてみましょう

1文字ポイント

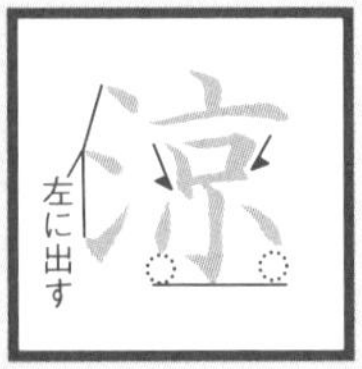

解説

この鐘の音は明六つ（あけむつ・日の出の時刻のこと）のもので、夏の夜明けの涼しさを詠んだ句です。季語は「涼しさ」。

夏の句10選

夕だちや 草葉をつかむ むら雀

与謝蕪村

年　月　日

▼ゆっくりとなぞり書きしましょう

夕だちや 草葉をつかむ むら雀

▼もう一度書いてみましょう

1文字ポイント

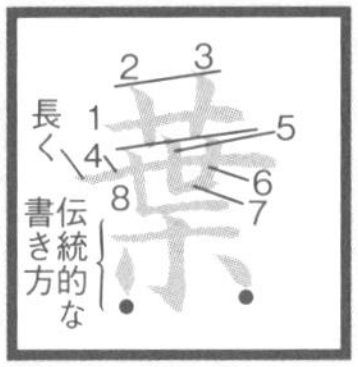

解説

「むら雀」は「群雀」で、群れを成す雀の意味。激しい夕立に遭い、雀たちが草葉にしがみついている様子です。季語は「夕だち」。

夏の句10選

長持《ながもち》に 春ぞくれ行く 更衣《ころもがへ》

井《い》原《はら》西《さい》鶴《かく》

年　月　日

▼ゆっくりとなぞり書きしましょう

長持に 春ぞくれ行く 更衣

▼もう一度書いてみましょう

1文字ポイント

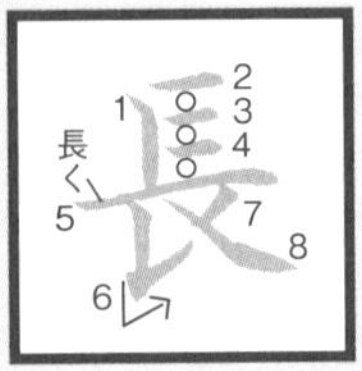

解説

「長持」は、衣類や夜具を収納しておく蓋のついた大型の箱のこと。「更衣」は、陰暦四月一日（新暦の五月頃）に、それまで着ていた綿入れから袷（あわせ）の着物に着替える伝統行事で、夏の季語です。

夏の句10選

散れば咲き 散れば咲きして 百日紅《さるすべり》

加《か》賀《がの》千《ち》代《よ》女《じょ》

年 月 日

▼ゆっくりとなぞり書きしましょう

散れば咲き
散れば咲きして 百日紅

▼もう一度書いてみましょう

1文字ポイント

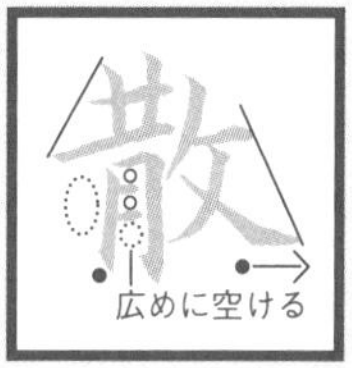

解説

季語は「百日紅」。その漢字の通り百日間もの長い間、散っては咲き、散っては咲き、鮮やかな紅色や淡いピンク、白い花を咲かせる花木です。

記号の見方 止める・一旦止まる＝● 払う＝ はねる＝ 等しく空ける＝○ 空き方に注意＝ 外形比較線＝| 数字＝筆順

夏の句10選

さみだれを 集めて早し 最上川《もがみがわ》

松尾芭蕉

年　月　日

▼ゆっくりとなぞり書きしましょう

さみだれを 集めて早し 最上川

▼もう一度書いてみましょう

1文字ポイント

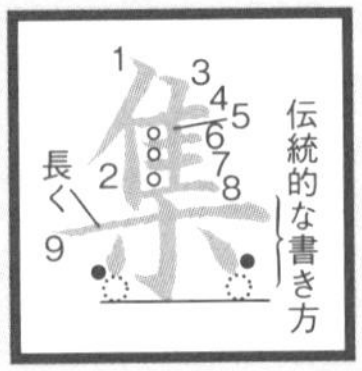

解説

梅雨に降り続く五月雨を集めて、勢いよく流れ下る最上川。山形県の最上川は日本三大急流のひとつに数えられますが、芭蕉は「おくのほそ道」の旅でこの最上川下りを体験しました。季語は「さみだれ」。

夏の句10選

夏草や 兵共《つはものども》が ゆめの跡

松尾芭蕉

年　月　日

▼ゆっくりとなぞり書きしましょう

夏草や
兵共がゆめの跡

▼もう一度書いてみましょう

1文字ポイント

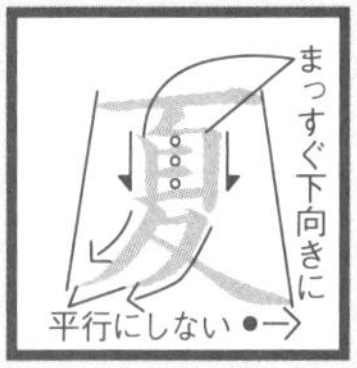

解説

芭蕉がこの句を詠んだ平泉・高館（たかだち）は、奥州藤原氏が繁栄を築いた地です。義経らが夢見た栄華も戦場の跡も、今は夢と過ぎ去り、夏草が生い茂るばかりという人の世の儚さを感じさせます。季語は「夏草」。

記号の見方　止める・一旦止まる＝●　払う＝　方向に注意＝　等しく空ける＝○　空き方に注意＝　外形比較線＝|
数字＝筆順

夏の句10選

蝉《せみ》なくや　我《わが》家《や》も石に　なるやうに

小《こ》林《ばやし》一《いっ》茶《さ》

年　月　日

▼ゆっくりとなぞり書きしましょう

蝉なくや　我家も石に　なるやうに

▼もう一度書いてみましょう

1文字ポイント

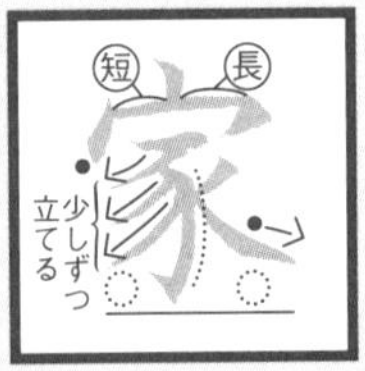

解説

やかましく鳴き立てる蝉の声を聞いていると、感覚が麻痺し、家が凝結して石になってしまうかのようだ、という独特の感覚を表現した句。季語は「蝉」。

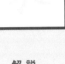

夏の句10選

居《すえ》風《ふ》呂《ろ》へ 流し込《こん》だる 清《し》水《みづ》かな

小林一茶

年 月 日

▼ゆっくりとなぞり書きしましょう

居風呂へ 流し込だる 清水かな

▼もう一度書いてみましょう

1文字ポイント

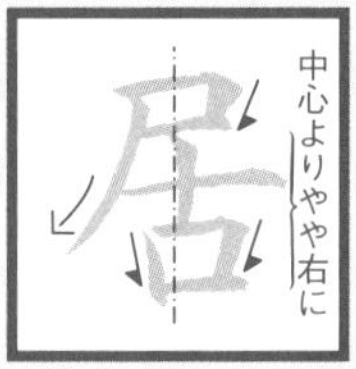

解説

「居風呂」とは、桶の下にかまどがあり、水から沸かして入る風呂のこと。夏の戸隠山（とがくしやま）で、風呂桶に山清水を直接流し入れる様子を詠んだ句です。季語は「清水」。

記号の見方〉 止める・一旦止まる＝● 払う＝ 方向に注意＝ 丸み・反り＝ 空き方に注意＝
中心線＝ 外形比較線＝

夏の句10選

目には青葉　山ほととぎす　はつ松魚《がつを》

山《やま》口《ぐち》素《そ》堂《どう》

▼ゆっくりとなぞり書きしましょう

目には青葉

山ほととぎす　はつ松魚

▼もう一度書いてみましょう

年　月　日

1文字ポイント

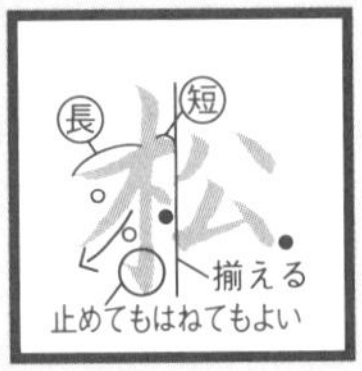

解説

「青葉」、「山ほととぎす」、「はつ松魚」が季語。初夏の風物三つが並びます。「山ほととぎす」は、山に棲むホトトギスのこと。また、素堂がこの句を詠んだといわれる鎌倉は、江戸時代当時、鰹（松魚）が名物でした。

夏の句10選

分け入つても　分け入つても　青い山

種《たね》田《だ》山《さん》頭《とう》火《か》

年　月　日

▼ゆっくりとなぞり書きしましょう

分け入つても分け入つても青い山

▼もう一度書いてみましょう

1文字ポイント

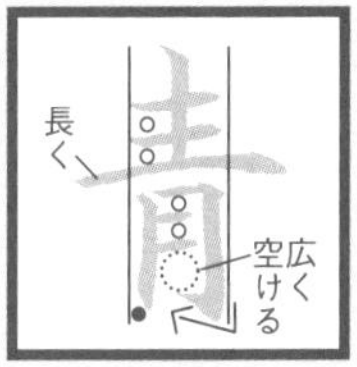

解説

五七五の十七文字という定型にとらわれずに自由に詠む、自由律の句。季語もありませんが、結句の「青い山」が、青々と美しい夏の山を感じさせます。

記号の見方　止める・一旦止まる＝●　払う＝　はねる＝　等しく空ける＝○　空き方に注意＝
外形比較線＝|

秋の句10選

柿くへば 鐘が鳴るなり 法隆寺

正岡子規

年 月 日

▼ゆっくりとなぞり書きしましょう

柿くへば 鐘が鳴るなり 法隆寺

▼もう一度書いてみましょう

1文字ポイント

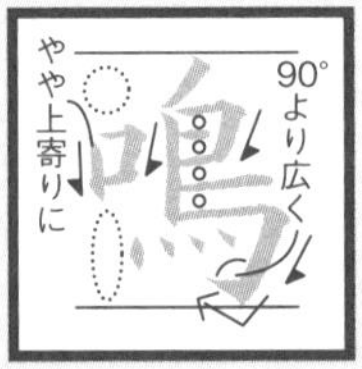

解説

この有名な句には、「法隆寺の茶店に憩ひて」という前書きが添えられています。茶店で柿を食べていると鐘楼から時を告げる鐘の音が聞こえてきて、その響きに秋を感じた、と詠んでいるわけです。季語は「柿」。

秋の句10選

一《ひと》葉《は》散る 咄《とつ》ひとはちる 風の上

服《はっ》部《とり》嵐《らん》雪《せつ》

年　月　日

▼ゆっくりとなぞり書きしましょう

一葉散る 咄ひとはちる 風の上

▼もう一度書いてみましょう

1文字ポイント

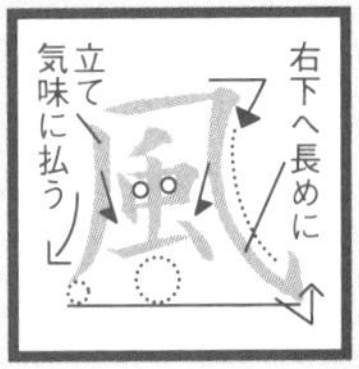

解説

「咄」は、叱る声、または驚き怪しんで発する声のこと。自らの命と散り落ちる桐の葉を重ね合わせて詠んだ、嵐雪の辞世の句です。季語は「一葉散る」。

記号の見方 払う＝ はねる＝ 折る＝ 方向に注意＝ 丸み・反り＝ 空き方に注意＝ 外形比較線＝

秋の句10選

秋深き 隣は何をする人ぞ

松尾芭蕉

年　月　日

▼ゆっくりとなぞり書きしましょう

秋深き 隣は何をする人ぞ

▼もう一度書いてみましょう

1文字ポイント

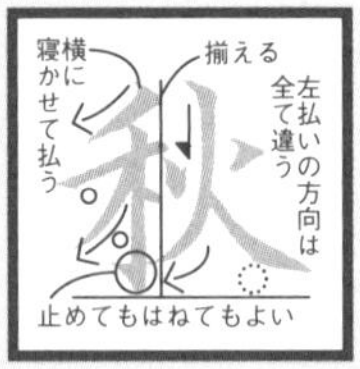
横に寝かせて払う
揃える
左払いの方向は全て違う
止めてもはねてもよい

解説

晩秋の日、隣の家はひっそりと物音ひとつないが、どんな人がどんな暮らしを営んでいるのだろう。芭蕉が病気のために俳句会を欠席した際に書き送った句です。季語は「秋深き」。

秋の句10選

荒海や 佐渡によこたふ 天河《あまのがは》

松尾芭蕉

年　月　日

▼ゆっくりとなぞり書きしましょう

荒海や

佐渡によこたふ 天河

▼もう一度書いてみましょう

1文字ポイント

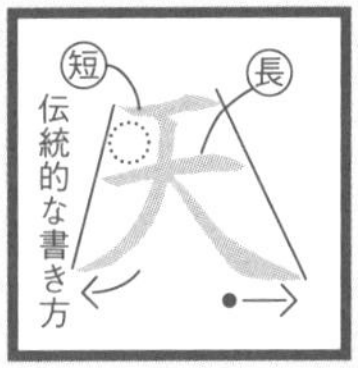

解説

「よこたふ」は、「横たわる」の意味。新潟県・佐渡島は古くは流刑地であり、また一方、金山で栄えた悲喜こもごもの歴史を持つ土地です。季語は「天河」で秋。

記号の見方 〉 止める・一旦止まる＝● 払う＝ 方向に注意＝ 空き方に注意＝ 外形比較線＝|

年 月 日

秋の句10選

行水《ぎやうずい》の 捨《すて》どころなき むしのこゑ

上島鬼貫《うえじまおにつら》

▼ゆっくりとなぞり書きしましょう

行水の捨どころなき むしのこゑ

▼もう一度書いてみましょう

1文字ポイント

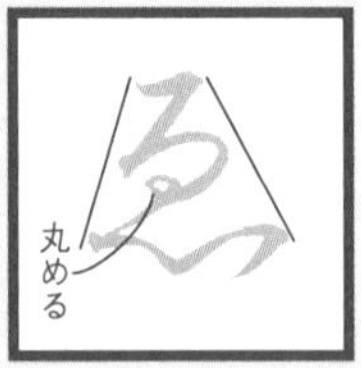

解説

体を洗ったあとの残り水を庭に捨てたいのだが、辺り一面から虫の鳴き声が聞こえてきて、捨てる場所がない、という意味。季語は「むしのこゑ」。

秋の句10選

恋さまざま 願《ねがい》の糸も 白きより

与謝蕪村

年　月　日

▼ゆっくりとなぞり書きしましょう

恋さまざま 願の糸も 白きより

▼もう一度書いてみましょう

1文字ポイント

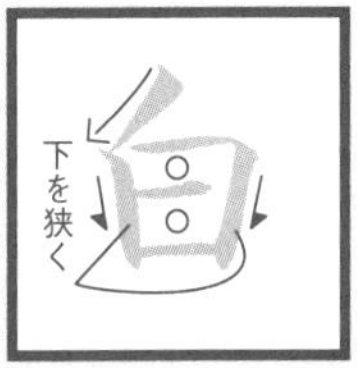

解説

「願の糸」は、七夕に若い女性たちが機織の上達を願って飾る五色の糸のこと。白い糸から染められた願の糸のように、やがて彼女たちもさまざまな恋に染まるのだろう、と詠んでいます。季語は「願の糸」。

記号の見方〉払う＝　方向に注意＝　等しく空ける＝○　外形比較線＝｜

秋の句10選

うつくしや せうじの穴の 天の川

小林一茶

年 月 日

▼ゆっくりとなぞり書きしましょう

うつくしや せうじの穴の 天の川

▼もう一度書いてみましょう

1文字ポイント

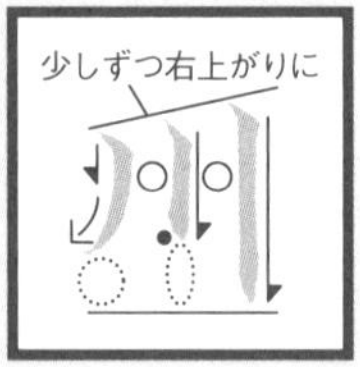

解説

病の床から寝たままで障子（しょうじ）の破れ穴から覗くと、夜空に浮かぶ天の川が見えた。その美しさをしみじみと詠んだ句です。季語は「天の川」で秋。

秋の句10選

ちる芒《すすき》 寒くなるのが 目にみゆる

小林一茶

年　月　日

▼ゆっくりとなぞり書きしましょう

ちる芒 寒くなるのが 目にみゆる

▼もう一度書いてみましょう

1文字ポイント

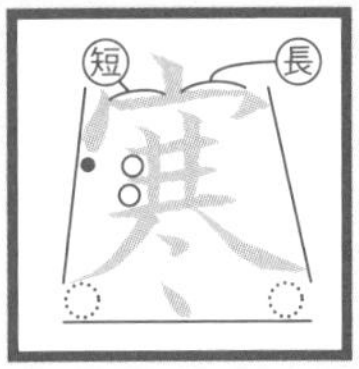

解説

季語の「芒」は秋の七草のひとつで、秋を象徴する植物。その芒が散っていく様子に、日に日に秋が深まり、寒さが迫ってくるのが見えるようだ、と詠んでいます。

記号の見方〉止める・一旦止まる＝●　払う＝　方向に注意＝　等しく空ける＝○　空き方に注意＝○　外形比較線＝|

秋の句10選

岩はなや　ここにもひとり　月の客

向《むか》井《い》去《きょ》来《らい》

年　月　日

▼ゆっくりとなぞり書きしましょう

岩はなや　ここにもひとり　月の客

▼もう一度書いてみましょう

1文字ポイント

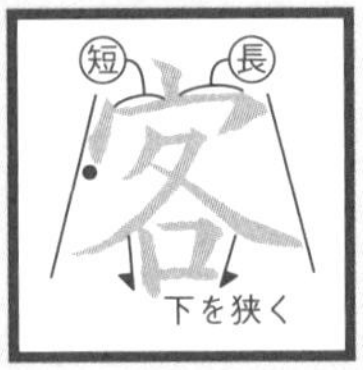

解説

「岩はな」は、岩の突き出た部分。去来は「月の客」を第三者のつもりでこの句を作りましたが、師匠である松尾芭蕉は、「月の客」を自分自身の姿とする方が風流であると教えたといいます。季語は「月の客」。

秋の句10選

花火遠く 木隠《こがくれ》の星 見ゆるなり

泉《いずみ》鏡《きょう》花《か》

年 月 日

▼ゆっくりとなぞり書きしましょう

花火遠く 木隠の星 見ゆるなり

▼もう一度書いてみましょう

1文字ポイント

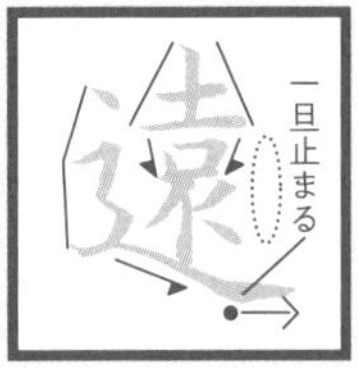

解説

鏡花は江戸文芸の影響を受け、独自のロマン主義の文学世界を築きました。遠く花火の音が響くなか、重なり合う木の陰から星々が見えている、というこの句にも、その幻想性が感じられます。季語は「花火」。

記号の見方〉止める・一旦止まる＝● 払う＝ 方向＝ 空き方に注意＝ 外形比較線＝｜

冬の句10選

凩《こがらし》や 海に夕日を 吹き落《おと》す

夏《なつ》目《め》漱《そう》石《せき》

年 月 日

▼ゆっくりとなぞり書きしましょう

凩や 海に夕日を 吹き落す

▼もう一度書いてみましょう

1文字ポイント

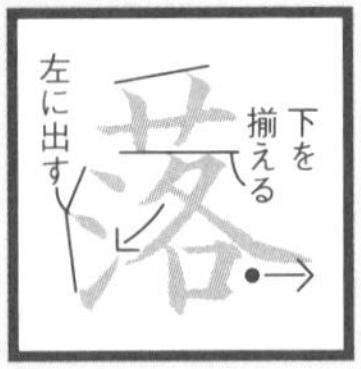

解説

西に傾く夕日を海に吹き落としそうなほどの、凩（木枯らし）の強烈さを詠んだ句。季語は「凩」。漱石は、愚陀仏（ぐだぶつ）という俳号を持ち、俳句集も出版していました。

冬の句10選

こがらしや 岩に裂《さけ》行《ゆく》 水の声

与謝蕪村

年　月　日

▼ゆっくりとなぞり書きしましょう

こがらしや 岩に裂行 水の声

▼もう一度書いてみましょう

1文字ポイント

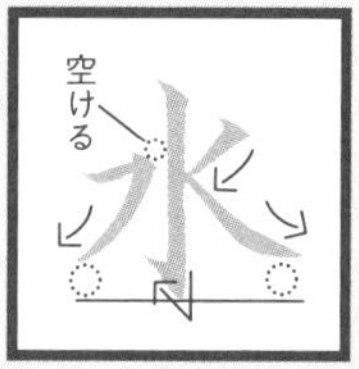

解説

木枯らしが吹きすさぶなか、渓流が岩にぶつかっては砕けて裂け、水声を発しているよ、という意味。季語は「こがらし」。

記号の見方　止める・一旦止まる＝●　払う＝　はねる＝　空き方に注意＝　外形比較線＝|

冬の句10選

待人《まちびと》の 足音遠き 落葉哉《かな》

与謝蕪村

年　月　日

▼ゆっくりとなぞり書きしましょう

待人の 足音遠き 落葉哉

▼もう一度書いてみましょう

1文字ポイント

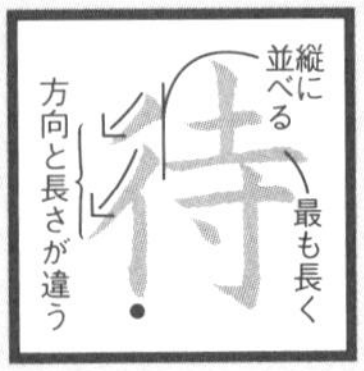

解説

ここでの「待人」とは、恋人のこと。恋人のものと思われる落ち葉を踏む足音が近づいてくるが、待ちくたびれてひどく遠く感じるよ、という意味。季語は「落葉」。

冬の句10選

是《これ》がまあ つひの栖《すみか》か 雪五尺

小林一茶

年　月　日

▼ゆっくりとなぞり書きしましょう

是がまあ つひの栖か 雪五尺

▼もう一度書いてみましょう

1文字ポイント

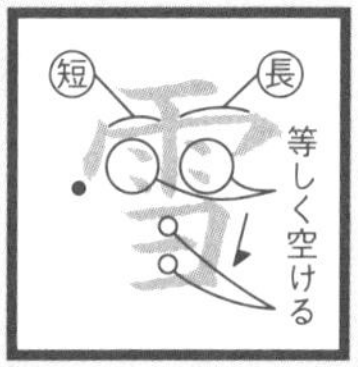

解説

長い漂泊の旅の果てに、帰り住むことになった故郷、長野県柏原（かしわばら）。五尺（約一・五メートル）にもなる深い雪に埋もれているこの家が終生の住まいとなるのか、という感慨がうかがえます。季語は「雪」。

記号の見方〉止める・一旦止まる＝●　払う＝　方向に注意＝　等しく空ける＝◯　外形比較線＝|

冬の句10選

初しぐれ　猿も小蓑《こみの》をほしげ也《なり》

松尾芭蕉

年　月　日

▼ゆっくりとなぞり書きしましょう

初しぐれ
猿も小蓑をほしげ也

▼もう一度書いてみましょう

1文字ポイント

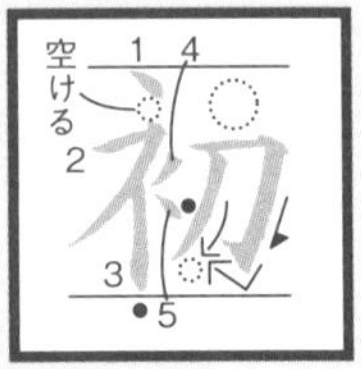

解説

山路で初時雨に遭った。木の枝にうずくまっている猿も、蓑を着てこの初時雨のなかを歩きたそうな様子だ。「小蓑」は実際に存在するものではなく、芭蕉が想像した猿に見合う小さい蓑。季語は「初しぐれ」。

冬の句10選

大晦日《おほみそか》 定めなき世の 定め哉《かな》

井原西鶴

▼ゆっくりとなぞり書きしましょう

大晦日 定めなき世の 定め哉

▼もう一度書いてみましょう

年 月 日

1文字ポイント

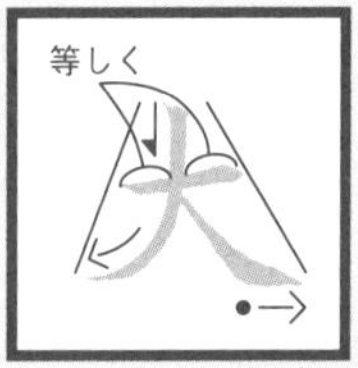

解説

世の中は儚く定めのないものだが、大晦日だけはきちんとやってくるこの世の定めであることよ。季語の「大晦日」は、江戸時代当時の町人には収支決算日としての意味合いが強く、あわただしい様子が脳裏に浮かびます。

記号の見方　止める・一旦止まる＝●　払う＝　はねる＝　方向に注意＝　空き方に注意＝　外形比較線＝｜　数字＝筆順

冬の句10選

月雪《つきゆき》と のさばりけらし 年の暮

松尾芭蕉

年　月　日

▼ゆっくりとなぞり書きしましょう

月雪と のさばりけらし 年の暮

▼もう一度書いてみましょう

1文字ポイント

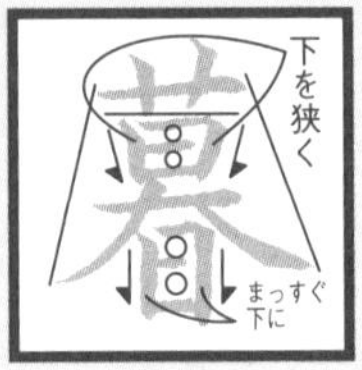

解説

「のさばりけらし」は、「勝手気ままに過ごしてきた」という意味。年の瀬、世間の人々と比べて、いかに自分が月よ雪よと浮かれて暮らしてきたものかと思い返される、と詠んでいます。季語は「年の暮」。

冬の句10選

瓦《ガ》斯《ス》燈《とう》に 吹《ふ》雪《ぶき》かがやく 街を見たり

北《きた》原《はら》白《はく》秋《しゅう》

年　月　日

▼ゆっくりとなぞり書きしましょう

瓦斯燈に
吹雪かがやく 街を見たり

▼もう一度書いてみましょう

1文字ポイント

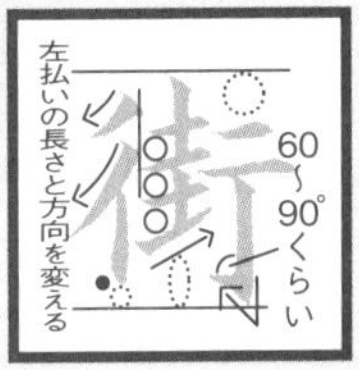
街
左払いの長さと方向を変える
60～90°くらい

解説

白秋は十九歳のとき、文学を志して九州から上京しました。雪が街のガス灯に照らされて輝く様子は、南国では見られなかった景色でしょう。季語は「吹雪」。

記号の見方〉止める・一旦止まる＝●　払う＝　はねる＝　方向に注意＝　等しく空ける＝○　空き方に注意＝
外形比較線＝|

ごみごみと　降る雪ぞらの　暖かさ

宮《みや》沢《ざわ》賢《けん》治《じ》

年　月　日

▼ゆっくりとなぞり書きしましょう

ごみごみと　降る雪ぞらの　暖かさ

▼もう一度書いてみましょう

1文字ポイント

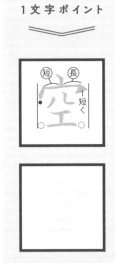

解説

雪がごみごみと、押し合いへし合いするように降る様に暖かさを感じる、と詠んでいます。季語は「雪ぞら」。盛岡の農学校教師をしながら詩や童話の創作に励んだ賢治は、生涯で約三十の俳句を残しました。

冬の句10選

梅一輪　一輪ほどの　暖かさ

服部嵐雪

年　月　日

▼ゆっくりとなぞり書きしましょう

梅一輪
一輪ほどの　暖かさ

▼もう一度書いてみましょう

1文字ポイント

伝統的な書き方

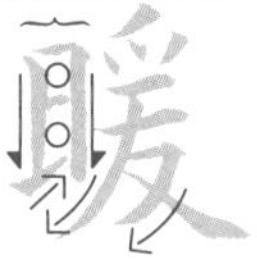

解説

季語は「寒梅」で冬。寒い冬に一輪だけ咲いた梅の花に暖かさを感じる、と言っています。なお、「梅が一輪また一輪と花開き、暖かさが増していく」とする解釈は誤りと考えられています。

記号の見方　止める・一旦止まる＝●　払う＝↲　方向に注意＝↓　等しく空ける＝○　空き方に注意＝◌　外形比較線＝|

新年の句

目《め》出《で》度《た》さも　ちう位《くらゐ》也《なり》　おらが春

小林一茶

年　月　日

▼ゆっくりとなぞり書きしましょう

目出度さも　ちう位也　おらが春

▼もう一度書いてみましょう

1文字ポイント

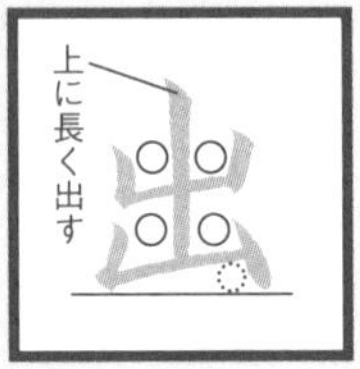

解説

「ちう位」は、信州地方の方言で「あやふや」「どっちつかず」などの意味。不遇続きだった一茶の、妻と長女と三人そろって迎える世間並の正月に対する戸惑いも見える句です。季語は「おらが春」。

新年の句

天秤《てんびん》や 京江戸かけて 千代の春

松尾芭蕉

年　月　日

▼ゆっくりとなぞり書きしましょう

天秤や

京江戸かけて 千代の春

▼もう一度書いてみましょう

1文字ポイント

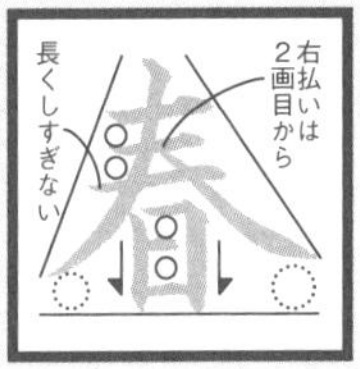

解説

季語の「千代の春」は、千年までもと祝う初春のこと。京と江戸の様子を天秤にかけて比べてみると、ともに同じくらい栄えており、なんともめでたい新春だ、と詠んでいます。

記号の見方　方向に注意＝　等しく空ける＝○　空き方に注意＝　外形比較線＝|

新年の句

元日や 手を洗ひをる 夕ごころ

芥《あくた》川《がわ》龍《りゅう》之《の》介《すけ》

年　月　日

▼ゆっくりとなぞり書きしましょう

元日や 手を洗ひをる 夕ごころ

▼もう一度書いてみましょう

1文字ポイント

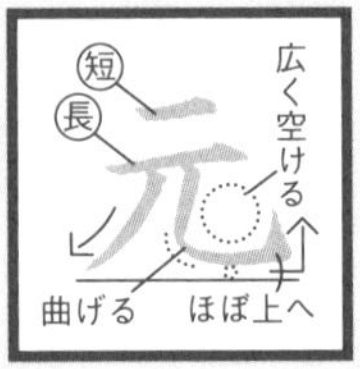

解説

芥川は我鬼（がき）という俳号を持ち、小説だけでなく多くの俳句、短歌、詩も手がけました。一年の始まりの特別な日である元日が、いつの間にか暮れゆこうとしているという寂寥感を感じさせます。季語は「元日」。

新年の句

初日の出 しだいに見ゆる 雲静か

夏目漱石

▼ゆっくりとなぞり書きしましょう

初日の出 しだいに見ゆる 雲静か

▼もう一度書いてみましょう

年　月　日

1文字ポイント

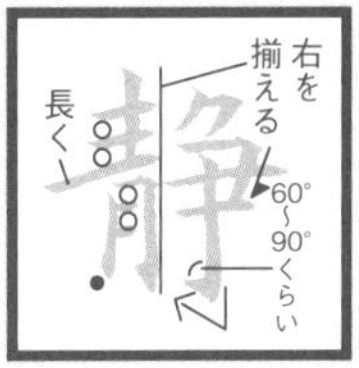

解説

静かで穏やかな元旦の風景を描いた句。漱石が友人に宛てた書簡の中に記されているものです。季語は「初日の出」。

記号の見方　止める・一旦止まる＝●　払う＝　はねる＝　方向に注意＝　丸み・反り＝　等しく空ける＝◯
空き方に注意＝　外形比較線＝|

新年の句

子を持たぬ 身のつれづれや 松の内

永《なが》井《い》荷《か》風《ふう》

年 月 日

▼ゆっくりとなぞり書きしましょう

子を持たぬ

身のつれづれや 松の内

▼もう一度書いてみましょう

1文字ポイント

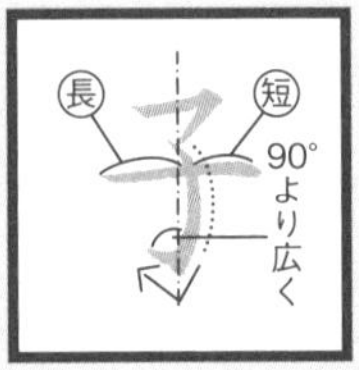

解説

松の内の期間というと世間的には賑やかでせわしないものですが、子どものない荷風は、所在ない退屈な正月を過ごしている、と詠んでいます。季語は「松の内」。

無季の句

雨ふる ふるさとは はだしであるく

種田山頭火

年 月 日

▼ゆっくりとなぞり書きしましょう

雨ふる ふるさとは はだしであるく

▼もう一度書いてみましょう

1文字ポイント

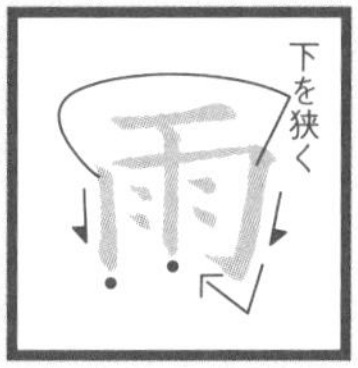

解説

季語のない、自由律の句です。生涯放浪の旅を続けた山頭火ですが、五十歳のころ、生まれ故郷である山口県防府（ほうふ）市付近に庵を結び、しばらく生活しました。

記号の見方 〉 止める・一旦止まる＝● はねる＝ 方向に注意＝ 丸み・反り＝ 中心線＝

無季の句

晴天の 真昼にひとり 出《いづ》る哉《かな》

小林一茶

年 月 日

▼ゆっくりとなぞり書きしましょう

晴天の 真昼にひとり 出る哉

▼もう一度書いてみましょう

1文字ポイント

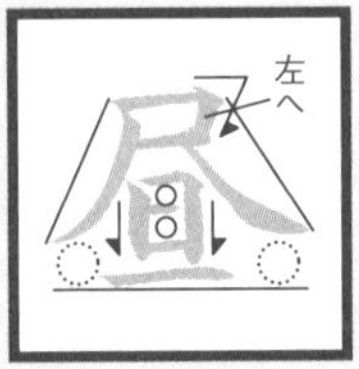

解説

下総（現在の千葉県）行脚中の作。晴れわたる空の下、あてもない旅を続ける一茶の胸の内の虚無感が現れた句です。作られたのは十月ですが、季語はありません。

無季の句

歌《か》書《しょ》よりも　軍《ぐん》書《しょ》にかなし　芳野山

各《か》務《がみ》支《し》考《こう》

年　月　日

▼ゆっくりとなぞり書きしましょう

歌書よりも軍書にかなし芳野山

▼もう一度書いてみましょう

1文字ポイント

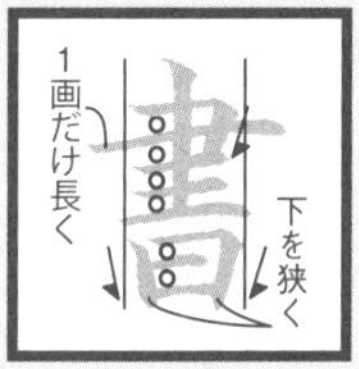

解説

桜の名所として知られ、多くの歌人に歌われてきた芳野山（吉野山）。しかし歌書よりも、『太平記』などの軍書に残される南朝の歴史のほうが、もの悲しく、深く胸を打つものがある、という意味です。

記号の見方　方向に注意＝　等しく空ける＝◯　空き方に注意＝　外形比較線＝|

行書で書いてみよう

山路来て 何やらゆかし すみれ草

松尾芭蕉

年 月 日

▼ゆっくりとなぞり書きしましょう

山路来て 何やらゆかし

すみれ草

▼もう一度書いてみましょう

ポイント1

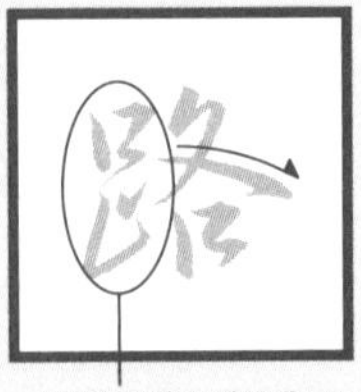

行書特有の書き方
※他にも書き方あり

ポイント2

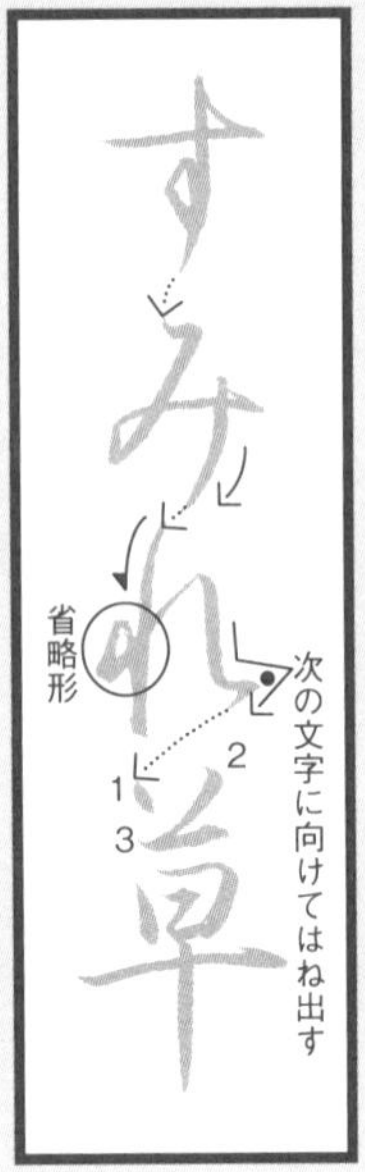
すみれ草
省略形
次の文字に向けてはね出す
1
2
3

行書で書いてみよう

春の海　終日のたりのたり哉

与謝蕪村

年　月　日

▼ゆっくりとなぞり書きしましょう

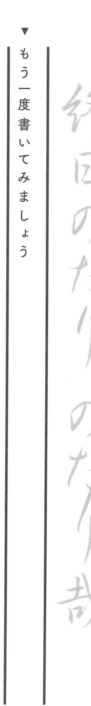

春の海

終日のたりのたり哉

▼もう一度書いてみましょう

ポイント1

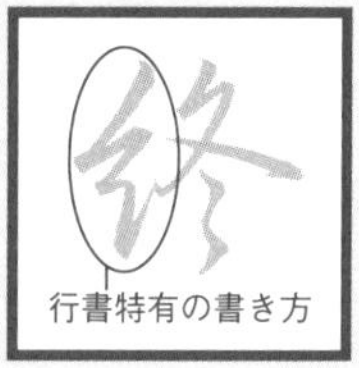

終
行書特有の書き方

ポイント2

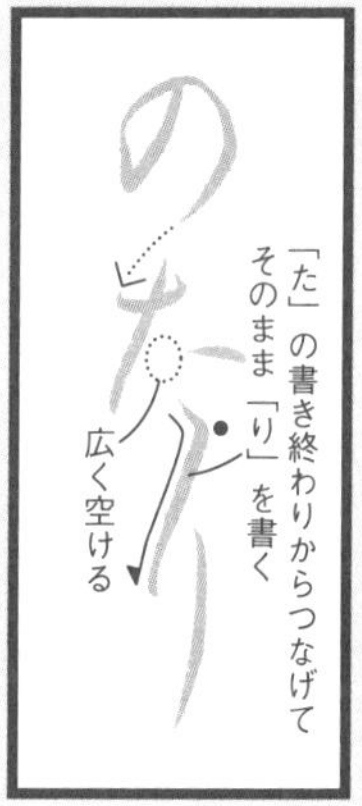

のたり
「た」の書き終わりからつなげてそのまま「り」を書く
広く空ける

記号の見方　止める・一旦止まる＝●　払う＝　はねる＝　折る＝　方向に注意＝　つながり＝
空き方に注意＝　数字＝筆順

行書で書いてみよう

目には青葉 山ほととぎす はつ松魚

山口素堂

年　月　日

▼ゆっくりとなぞり書きしましょう

目には青葉
山ほととぎす
はつ松魚

▼もう一度書いてみましょう

ポイント1

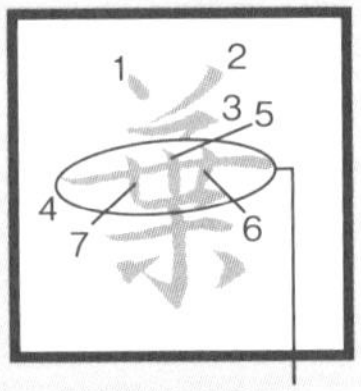
1
2
3
5
4
7
6

行書特有の書き方
（短い横画を省略）
※他にも書き方あり

ポイント2

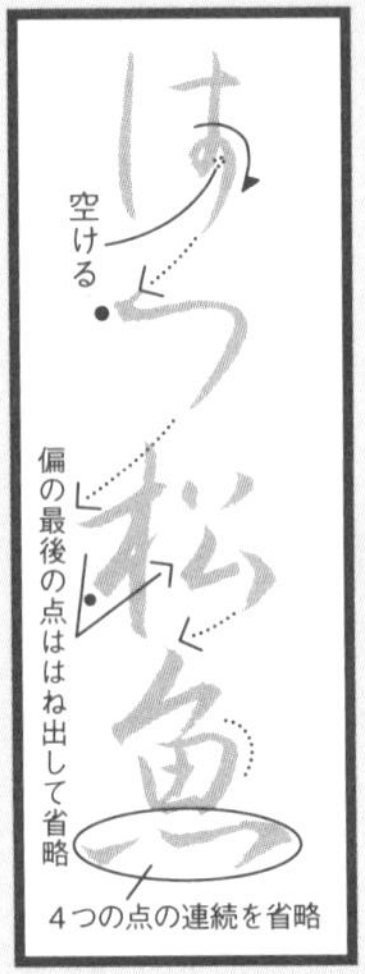
空ける
偏の最後の点ははね出して省略
4つの点の連続を省略

行書で書いてみよう

分け入つても 分け入つても 青い山

種田山頭火

年 月 日

▼ゆっくりとなぞり書きしましょう

分け入つても分け入つても青い山

▼もう一度書いてみましょう

ポイント1

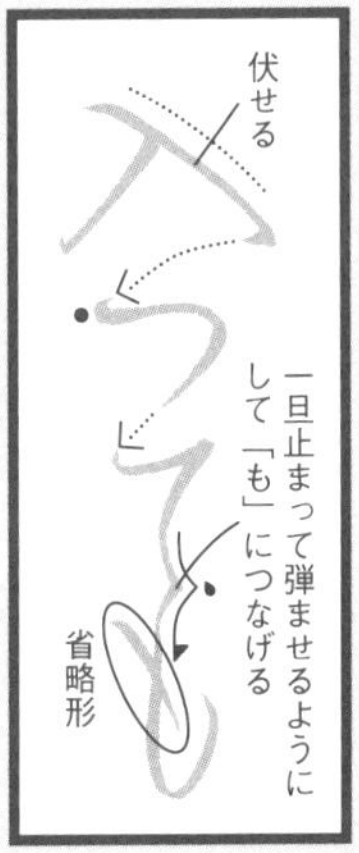
伏せる
一旦止まって弾ませるようにして「も」につなげる
省略形

ポイント2

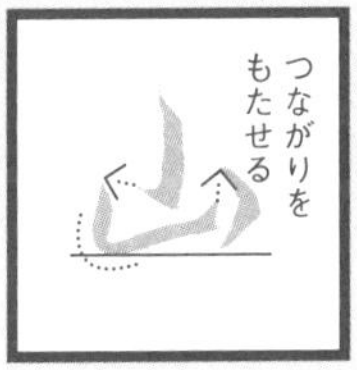
つながりをもたせる

記号の見方 止める・一旦止まる＝● はねる＝ 方向に注意＝ つながり＝ 丸み・反り＝ 空き方に注意＝
外形比較線＝ 数字＝筆順

行書で書いてみよう

柿くへば 鐘が鳴るなり 法隆寺

正岡子規

年 月 日

▼ゆっくりとなぞり書きしましょう

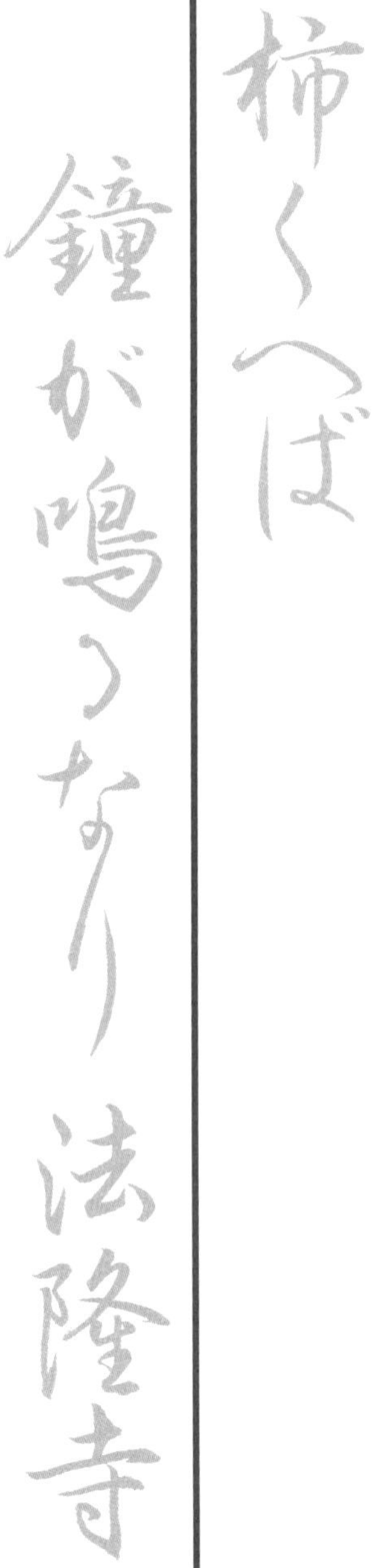
柿くへば
鐘が鳴るなり 法隆寺

▼もう一度書いてみましょう

ポイント1

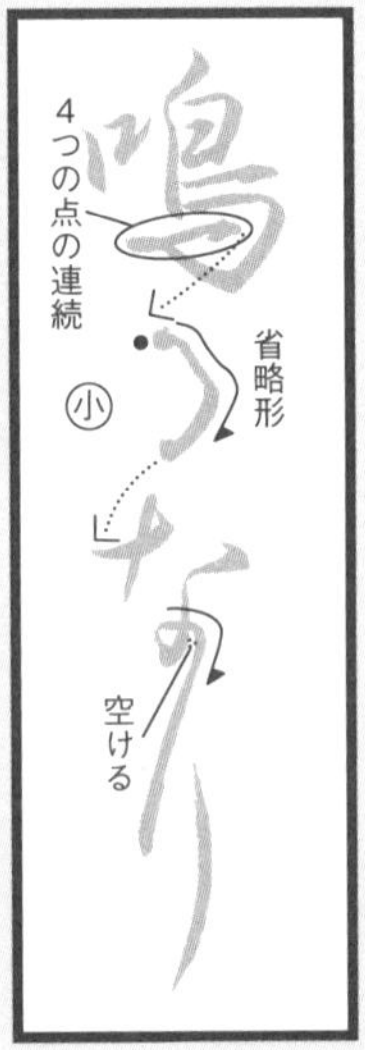
鳴るなり
4つの点の連続
省略形
小
空ける

ポイント2

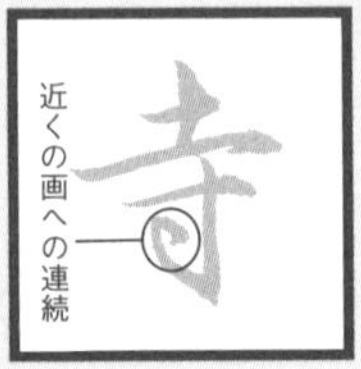
寺
近くの画への連続

行書で書いてみよう

岩はなや　ここにもひとり　月の客

向井去来

年　月　日

▼ゆっくりとなぞり書きしましょう

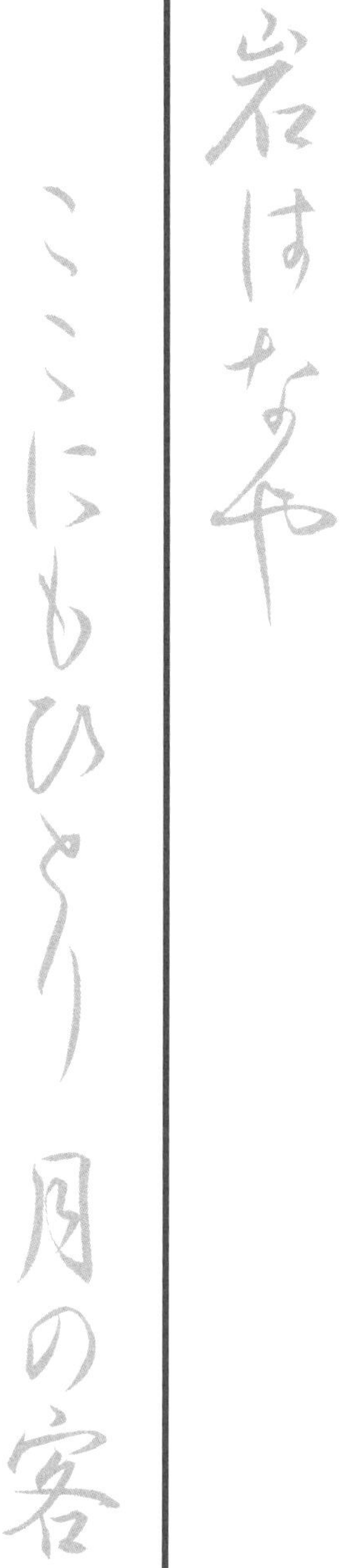

▼もう一度書いてみましょう

ポイント1

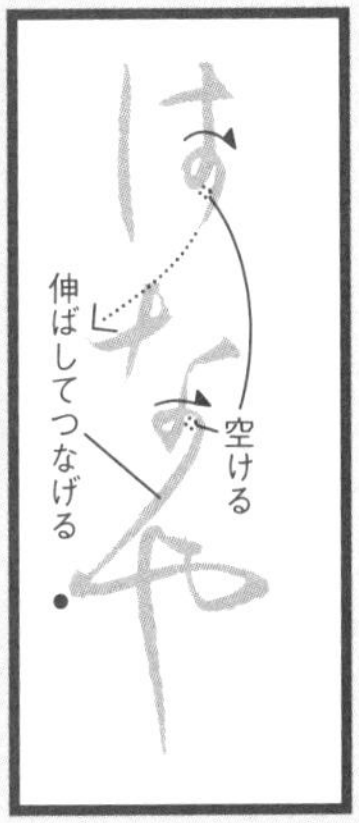

ポイント2

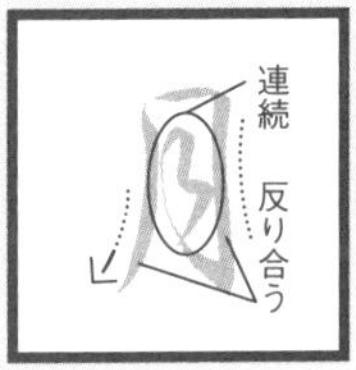

記号の見方 〉 止める・一旦止まる＝●　払う＝　方向に注意＝　つながり＝　丸み・反り＝　空き方に注意＝

行書で書いてみよう

こがらしや 岩に裂行 水の声

与謝蕪村

年 月 日

▼ゆっくりとなぞり書きしましょう

▼もう一度書いてみましょう

ポイント

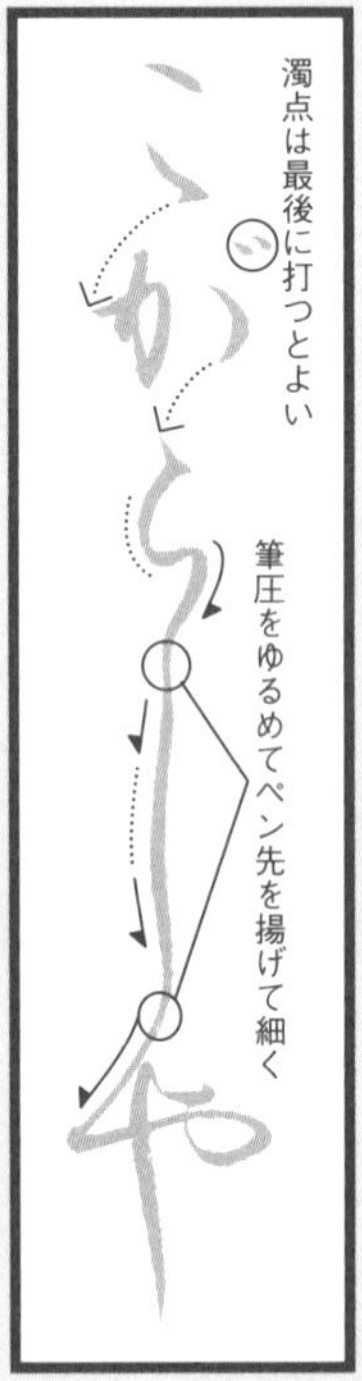
濁点は最後に打つとよい
筆圧をゆるめてペン先を揚げて細く

行書で書いてみよう

初日の出 しだいに見ゆる 雲静か

夏目漱石

年 月 日

▼ゆっくりとなぞり書きしましょう

初日の出 しだいに見ゆる 雲静か

▼もう一度書いてみましょう

ポイント1

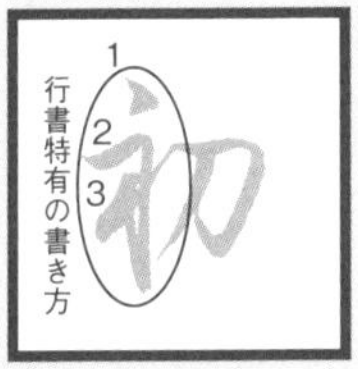

行書特有の書き方
1
2
3
初

ポイント2

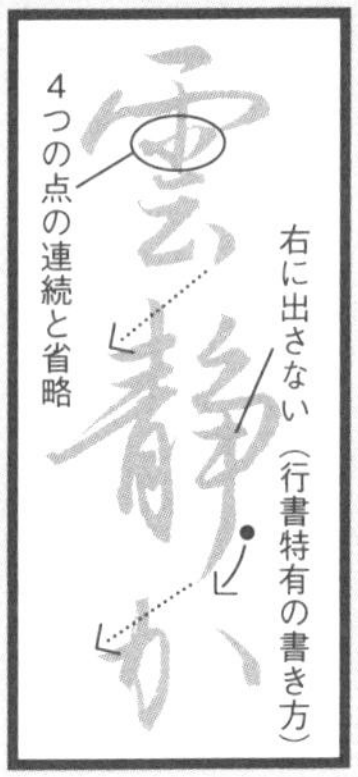

4つの点の連続と省略
右に出さない（行書特有の書き方）
雲静か

記号の見方 止める・一旦止まる＝● 払う＝ 方向に注意＝ つながり＝ 丸み・反り＝ 数字＝筆順

特別付録

季節の挨拶フレーズを書いてみよう

俳句には、美しい四季を象徴する言葉がよく用いられます。ここでは、これまでになぞり書きしてきた俳句に含まれる語句から連想される、日常のシーンで使えるフレーズを収録しました。ぜひ、実際に手紙の挨拶に使ってみてください。

▼梅のつぼみもふくらみ（2〜3月）

白梅や　ひと日南を　あこがれぬ

梅のつぼみもふくらみ

▼一雨ごとに暖かさが増し（3月）

梅一輪　一輪ほどの　暖かさ

一雨ごとに暖かさが増し

▼春陽麗和の好季節（4月）

目出度さも　ちう位也　おらが春

春陽麗和の好季節

▼桜花の候、いかがお過ごし（4月）

夜桜や　大雪洞の　空うつり

桜花の候、いかがお過ごし

▼若葉が青々と生い茂り（5月）

目には青葉　山ほととぎす　はつ松魚

若葉が青々と生い茂り

▼梅雨明けが待ち遠しく（6～7月）

待人の　足音遠き　落葉哉

梅雨明けが待ち遠しく

▼夏本番の暑さ（7月）

夏草や　兵共が　ゆめの跡

夏本番の暑さ

▼ビールが恋しい今日この頃（8月）

人恋し　灯ともしごろを　さくらちる

ビールが恋しい今日この頃

▼庭の柿の実が色づき始め（9月）

柿くへば　鐘が鳴るなり　法隆寺

庭の柿の実が色づき始め

▼秋の深まりが感じられる（9～10月）

秋深き　隣は何を　する人ぞ

秋の深まりが感じられる

▼枯れ葉が舞い散る折（11月）

一葉散る　咄ひとはちる　風の上

枯れ葉が舞い散る折

▼新雪のみぎり（12月）

ごみごみと　降る雪ぞらの　暖かさ

新雪のみぎり

▼街のイルミネーション（12月）

瓦斯燈に　吹雪かがやく　街を見たり

街のイルミネーション

▼初春のお慶び（年賀状）

初日の出　しだいに見ゆる　雲静か

初春のお慶び

▼本年もよろしく（年賀状）

月雪と　のさばりけらし　年の暮

本年もよろしく

▼松の内の賑わいも過ぎ（1月、寒中見舞い）

子を持たぬ　身のつれづれや　松の内

松の内の賑わいも過ぎ

▼寒中お見舞い申し上げます（寒中見舞い）

ちる芒　寒くなるのが　目にみゆる

寒中お見舞い申し上げます

自律神経測定実験　山口琢児、胡愛玲（順天堂大学）
ブックデザイン　小口翔平＋喜來詩織（tobufune）
カバーイラスト　北原明日香
本文イラスト　本山浩子
校正　東京出版サービスセンター
編集　田中悠香（ワニブックス）

自律神経を整える名句なぞり書き帳

監修者　小林弘幸
著　者　和田康子

2019年6月11日　初版発行
2024年7月20日　3版発行

発行者　髙橋明男
発行所　株式会社ワニブックス
〒150-8482
東京都渋谷区恵比寿4-4-9　えびす大黒ビル
ワニブックスHP　http://www.wani.co.jp/
WANI BOOKOUT　http://www.wanibookout.com/

印刷所　TOPPANクロレ株式会社
DTP　株式会社明昌堂
製本所　ナショナル製本

※本書で解説する効果・効用には個人差があります。

　ISBN 978-4-8470-9807-9